虚構

小林寛治

東京図書出版

はじめに

この話は事実です。

前著『ある医療訴訟』（2021年3月）という題名で倫理なきS病院の不正行為、裁判所の不公平・不公正・正義感の欠如について訴えました。本書は当時不明確だったところを調べなおし事実がいかにでたらめであったのかを明らかにしたものです。人権無視の不当な医療行為とでたらめな東京地裁・医療訴訟集中部だったことを改めて公にし、市民の病院としての在り方を訴えなければいけないと考えたからです。

あろうことに、正当な理由と証拠があるのに、病院は自らの非を一切認めず、この患者はクレーマーだと言って事実を隠し通し、顧問弁護士を使って事実をなかった事にしたのです。

小林は地域のT病院で総合検診をうけて、腹部エコーで腹部に「動脈瘤の疑いがあるが心配することはない」と言われましたが、念の為に、かかりつけ医の紹介を受けて行った病院の心臓血管外科のCTで「動脈瘤はあるが、43㎜程度なので経過観察します」と告げられました。4カ月後に再度行った血管造影CTでも前回と変化がなく42～3㎜とカルテに記載しながら、患者には55・5㎜×36・9㎜と数字を書き入れたCT画像のコピー紙を渡して、「拡大した、手術になります」と言ったのです。患者（小林）は、体のどこにもおかしなところはなく、動脈瘤の拡大は年間1㎜内外がふつうなところ、僅か4カ月で急拡大したことに不信感を持ち、「手術はしたくない」と断りました。診断した心臓血管外科の部長G医師は、何度も手術を迫りましたが、様子を見たいと言って断り続けたので、小林の紹介医に手紙を送り、「手術をしないと破裂する。年内持たない」と言って、患者を説得するように頼んだのです。紹介医のY医師から「手術したらどうか、手術しないと死ぬと書いてある、手術を受けたらどうか」と説得されました。11月8日、G医師の診察室で手術を受けると伝えました。それまでに、半年も経っていました。年内に破裂するものではなかったのです。

手術説明は執刀医のZ医師から12月1日に受けました。12月2日に入院、そして12月7日に手術を受けました。12月17日退院、退院後歩くとすぐに、臀部から大腿上部に痛みが出て、歩行ができなくなりました。立ち止まって、暫く休むと、歩くことができます、臀部を栄養する血管を結紮(縛って)したことが原因だと分かりました。

手術説明書は「病名　腹部大動脈瘤最大径約55㎜(嚢状型)」開腹手術で術式は「人工血管置換術」というものでした。術後の外来診療で、小林が調べたといって、歩行困難の原因は殿筋虚血で右内腸骨動脈を結紮したことが原因だと言うと、誰がそう言ったのか名前を言え、と怒りだして怒鳴りつけられました。そして、歩行困難の原因は「脊柱管狭窄症」だと主張されました。その前に小林は、地域のM医療センターの整形外科で診断を受けて、脊柱管狭窄症ではないという診断書を受けていました。それなら、この病院内の整形外科に廻して診断を受けたいと言って、整形外科で診断を受け、脊柱管狭窄症ではないとZ医師に伝えました。ところが、血管のことが分からない医者に何が分かるか、と一蹴されてしまいました。

後から分かったことですが、自らの研究論文で、右内腸骨動脈瘤の結紮で、術後障害で一番に起こるのは殿筋虚血による歩行障害だと言っているのです。

次に、訴訟を考えて、一年以上経ったから改めて手術説明書を見ると、説明日が一日違っているのです。どうして当日気が付かなかったのか、大きな手術と聞いていたので、緊張し、書類を見ていなかったのです。説明書の日付は、術前説明を受けた12月1日ではなく、翌日の2日になっていたのです。

G医師から術前説明を受けるように指定されて同伴者を頼んで一緒にZ医師の外来診察室前で呼ばれるのを待っていたのは12月1日木曜日、Z医師の外来診察日でした。手術説明は外来患者の診療の間に挟んだ10分足らずの時間で、同意書にサインを取るためのものでした。Z医師は病名と手術目的を説明しただけで具体的な手術説明はありませんでした。小林は、動脈瘤の大きさと破裂について質問し、動脈瘤の55㎜は、どの程度の危険性があるのか聞いたのです。Z医師は、説明書記載の瘤径と破裂のリスクを読みあげただけでした。これは紡錘型の場合の記載でした。これで時間切れでした。サインを求められ、一同がサインして診察室を追い出されたのです。手術については、ほとんど説明していないのです。

この日付の工作がすべてでした。12月2日午前10時には、心臓血管外科病棟に入院していたのです。裁判所は、この事実を無視して被告側弁護士の主張をすべて採用したのです。

何のために、動脈瘤の大きさを偽り手術適応にして、手術をしなければいけなかったのか、何故、動脈瘤の形状を嚢状型として手術目的にしたのか、手術適応だという右内腸骨動脈瘤の手術説明をしなかったのか、Y型の人工血管を使う手技図を示していながら、難しいという未確立の四分枝の人工血管を手術に使ったのか、Z医師に聞いても答えはありません。

Z医師は、動脈瘤の大きさはカルテをみて、42～3㎜と確認していながら手術説明書に55㎜と書いているのです。この疑問を明らかにするためには、訴訟しか方法はありませんでした。

訴訟して、更に医療裁判の現実に驚きました。原告（小林）は死んでいない、弁護士と一緒にこのこと裁判に出てくる。とんでもないやつだと思ったのかもしれませんが、口頭弁論期日の初日に、裁判長は「棄却」する、と言ったのです。その裁判長もすぐに異動しました。次に東京高等裁判所知的財産部から異動してきた裁判長は、前の裁判長と同じく最初に和解を口にしました。原告が断ると、すぐに「棄却」すると言われました。

裁判の進行は、独善的、診察・診断・検査・手術宣言から同意するまでの診療経過を一切無視し、裁判長は訴訟を指揮して争点が何であるかを明らかにする責任があるにもかかわらず、訴訟を指揮せず、争点の一切を明らかにしないまま、2年、14回にわたる口頭弁輪期日を無駄遣いし、口頭弁論期日になると、被告医師が反論すると言っていると言って口頭弁論期日には会合しては、次回の期日を決めるだけでした。ついに、最後まで、被告医師が忙しいという理由で、何の審理も文書の交換もないまま終わり、人証尋問、法廷での原告尋問、G医師の証人尋問、被告Z医師の尋問となったのです。

裁判所は上の方針があるためなのか、病院側の弁護士の言うことだけを認め、被告側（病院側）が依頼した専門家の当然と思われる「意見書」さえも無視して採用しませんでした。

更に、被告側弁護士は説明責任を逃れるために、12月2日（本当に行われたのは12月1日）の術前説明では、被告側弁護士は被告医師と打ち合わせを行い、ありもしないシナリオで、さも詳しく説明しているような茶番劇を行って、裁判長等（3人）をだましてしまったのです。

説明書を変造しても、Y型人工血管を使っている下腹部の手技図は実際の四分枝人工血管を使っているので、全く違うものと分かるのですが、何故か通ってしまうのです。この手技図では下肢の総腸骨、外腸骨動脈、内腸骨動脈瘤の術式は説明できません。それでも裁判官らは、認めたのです。

東京地方裁判所医療集中部は、小林の経験した裁判に限っていうと全く信用できない裁判所でした。

控訴すると、ここでも同じでした。被告は最初から「反論しない」と言い、高裁の受命裁判官は、被告側弁護士に好きなように和解書を書かせて、押し付けてきたのです。

被告側弁護士は、高裁の裁判官から和解案を書くように言われたと言って、事実無根、ありもしないことを並べたて、原告の賠償請求を取り下げ、医師等には今後一切の責任追及をしないということと引き換えに、病院は遺憾の意とインフォームド・コンセントの実施を約束した内容でした。原告は、これでは和解ではないと、承諾できないと和解を拒否し、和解はお互いの譲り合いでなければ和解ではないといって裁判所の呼びだしに応じませんでした。

受命裁判官の二度に亘る呼び出しには応じるしかありませんでした。

受命裁判官の強引な説得、和解しなければ控訴棄却だという脅しがあり、更に「原告の目的は、再発防止にあるのではないか、和解しなければ何のための訴訟か分からないじゃないか」「原告の目的は再発防止ではないか、これが実現できれば、お金ではないいんじゃないか」という受命裁判官の言葉を信じて、仕方なく和解に応じたのです。再発防止と引き換えとはいえ、情けない和解案をのまされてしまいました。

和解後、約束のインフォームド・コンセントの実施状況、実施マニュアルについて、原告側弁護士が被告側弁護士に問い合わせたところ、「和解文は小林宛に書いたものではない」と言い、更に、「今後の問い合わせには一切応じない」というファックスが代理人弁護士から送られてきました。今度は高裁の受命裁判官に騙されたのです。東京高等裁判所と被告側弁護士とが協同してあたったのです。

小林は、控訴しても、被告側弁護士の「反論しない」という狡賢いやり方、裁判所任せのやり方に応じた受命裁判官に負けたのです。

小林は、この一部始終を市民の代表である公立病院議会議員に送りましたが、議員からの反応はありませんでした。病院長には出版した本を送りました。

後日病院議会で質問した議員に対して、病院長は「その件は、和解で済んだこと」と一蹴したと聞きました。

事件を総括すると、次のようなことでした。S病院の心臓血管外科医等は「四分枝の人工血管」を使って、腹部大動脈瘤と腸骨動脈瘤を併せ持つ患者を探して、モグリの「臨床研究」をしていたのです。小林は、手術適応ではありませんでした。これを手術するために、被告等は手術適応でない大動脈瘤を55・5㎜に捏造して、病名を腹部大動脈瘤として手術したのです。同時に手術した手術適応だという右内腸骨動脈瘤の手術説明はしませんでした。

この手術は院内の倫理規則を無視した手術でした。当然患者の同意もありません。そのため辻褄合わせに工作を行ったのですが、手術が不首尾で患者に不信を問われたのです。そのため、更に隠蔽工作をしたのです。しかし、訴訟においては、弁明できません。すべてが原告の主張通りだったからです。そこで、有利な判決を引き出すために、口頭弁論期日には被告医師が反論すると言って、14回にも亘って、忙しいと言って反論しませんでした。これも法廷作戦だったのです。被告側弁護士は有利な判決を貰うためには、争わず、高裁の知的財産部から異動してきた新人裁判長の判断に願いをかけたのです。こうして棄却判決を獲得したのです。

一審棄却の判決を貰うと、控訴審では法律の定めに従い「反論しない」と言って、これも高裁裁判官の判断にゆだねたのです。受命裁判官の一存で和解案が作られ、受命裁判官はこれを押し付けたのです。

この事件は、Ｓ病院側は完全に敗訴し、患者に対して謝罪すべきものでした。原告の主張に反論できなかったのです。被告側弁護士は、民事訴訟法の条項を悪用し、裁判官の判断にすべてをゆだねたのです。裁判官も人の子です。この辺りが、医療訴訟専門の被告側弁護士の狡賢いところで、弁護士としては最低、社会正義に実現という弁護士の本文をそっちのけの顧問先べったりの弁護士のやり方だったのです。

残念ながら、原告側弁護士は病に侵されてまで支援してくれましたが、原告の不信を買ったまま、天国の人になってしまいました。

虚構 ❖ 目次

手術の真相 1 作られた病名と不要な手術

事の始まりは、Ｔ病院での健康診断でした。当時、義妹が入院していたので、たびたび妻が見舞いに行くので、一緒に車で送りました。小林は病室に一度顔を出して、元気づけて病室を出て、待合室で妻の面会が終わるのを待っていました。たまたま、当時病院で行っていた健康診断の案内が目に入りました。せっかくの機会なので妻が申し込み、平成23（２０１１）年２月17日診断を受けました。検診の結果は異常はありませんでした。担当の先生はエコー（超音波検査）の結果、腹部に動脈瘤らしいものがあるが「心配することはない、特に何もしなくてもいい」と言われましたが、妻の勧めがあり、念の為に、かかりつけ医のＹ医師に相談したところ、地域では大きい公立のＳ病院を紹介されました。

かかりつけ医の紹介状とＴ病院の診療情報とエコーの結果を持ってＳ病院の心臓血管外科の外来にいきました。当日はＧ部長医師の担当日でした。持参した書類とエコーを見て、「動脈瘤は40㎜内外です。経過観察しましょう」と言われ、３月15日にＣＴを撮ると言われて、予約をしました。

単純ＣＴの結果は、「動脈瘤は42〜３㎜で、経過観察します」と言われ、４カ月後の７月15日に再度のＣＴを予約しました。

造影剤を入れたＣＴの結果を聞くため、７月22日、受診し結果を聞いたところ、動脈瘤が「55・５㎜に拡大している」と、**CT画像のコピー**を渡され、「手術になります」と言われました。更に早く手術をしないと破裂すると言われました。思いもよらないことで、ビックリしました。考えさせてくださいと言って帰りました。その後かかりつけのＹ医師に相談し、次回の診察日で「様子を見ることにしました」と、伝えました。

ウソの診断を押し付ける。手術を決定した捏造《ねつぞう》したＣＴ画像

Ｇ医師は、その後受診のたびに手術を迫り更に病院を紹介した、かかりつけＹ医師に手紙を送り、手術するように説得を依頼しました。動脈瘤のことには詳しくない、かかりつけＹ医師は、Ｇ医師からの手紙を信用し、「手術しないと破裂する」と書いてあると言われました。小林は、そこまで腹部大動脈瘤の状態が大変なことになっていると聞いて、嫌々ながら説得に応じました。

手術を受けるとＧ医師に告げたのは11月８日のＧ医師の外来診察室でした。

Ｇ医師の診断から同意するまで半年もかかりました。この間、体には何の変化もなく、前年

から予約していた6月の同病院人間ドックの検診でも脂質が高いが他は心配ないと言われていたのに、僅か４カ月間で13㎜も急拡大するのかと、疑問を感じていました。

しかし、G医師からは動脈瘤が55・５㎜のCT画像を渡されていて「今年中にも破裂する」と強く手術を迫られ、さらに相談した、かかりつけ医のY医師の強い勧めがあったから同意したのです。

小林は腹部大動脈瘤は多くの有名人が破裂で亡くなっている恐ろしい病気だというくらいは知っていましたが、先のエコーのこともあって、不安は持っていませんでした。かかりつけのY医師にG医師が手術要請の手紙を送っていなければ、手術という展開にはならなかったのです。なぜ、このようなウソの手紙を紹介医に送ったのか最後まで疑問が残りました。

この日、11月８日の外来診察日にG医師に「手術を受けます」と同意しました。G医師は小林の目の前で机の上のパソコンから執刀医のZ医師に対して手術説明日を12月１日と入力し、この日にZ医師の外来に行くように言われました。そして、手術に使うと言って一本の長細い人工血管（I型）というものを見せてくれました。紐状の化学繊維でできていて、触ると手触りはザラついた固めのもので、大動脈の代わりになる柔らかなゴム状のものを想像していましたが、実物を見て驚きました。

更に、G医師は「私は手術しないが、立ち会います」と言われました。何故、診断した部長医師が手術説明も手術もしないというのか疑問と大丈夫なのかと不安を覚えました。

12月1日午後、手術説明を受けるために、小林と妻、妻の甥、妻の友人Iさんの4人で病院に行きました。長い時間診察室前で待たされ、マイクで呼ばれて、Z医師の診察室に入りました。小林は執刀医のZ医師に、初対面の挨拶をして同伴者を紹介しました。Z医師は妻の友人Iさんが一緒だったことを指して、「何で、関係のないものが入っているんだ」といきなり怒鳴りつけました。小林の妻が友人に手伝ってほしいと頼んで来てもらったのに、関係がないというZ医師の言葉には驚きました。

Z医師に、一組の手術「説明書」を渡されました。それは「腹部大動脈瘤（最大径約55㎜嚢状型）」手技を「腹部大動脈瘤に対する人工血管置換術」と書いた三枚組の複写紙で、一枚目は病院長あての同意書（1／3）、二枚目が病名と説明書（2／3）、三枚目（3／3）は病名と腹部大動脈瘤に対する人工血管置換術（手技図）と書かれていました。他に付紙がありました。ここには、他の選択肢であるステントグラフト治療と手術予定が書いてありました。

同意書には病院長宛に小林の名前、同意年月日がZ医師の筆跡で既に書いてありました。下部の同伴者の部分に小林の名前、同行者の名前を書く欄があり、並べてZ医師の名前が書いてありました。小林と同伴者がサインをするだけになっていました。

当日は気が付かなかったのですが、手術「説明書」の日付は12月2日でした。最初から、騙す計画だったのです。

Z医師は、腹部大動脈瘤の手術まで、一度も患者を診察していません。説明日の12月2日はウソ。事実12月1日でした。


手術説明日を誤魔化していることを小林の陳述書と現場を原告側弁護士が一緒に見て確認していることを原告側弁護士が人証の本人尋問で原告（小林）に質問する。

「Z先生については、これまでに診察を受けたことがありましたか」

「Z先生からは、診察を受けたことも顔を見たこともありません」

「その後、平成23年12月2日にあなたは入院されるんですけれども、この入院された日にZ先生から手術の説明がありましたか、違う日ですか」

「違います」

「いつでしたか」

「手術説明を受けた日は、その前日（12月1日）でした」

「場所はどこでしたか」

「場所は、Z先生の診察室でした」

「外来診察室ということでよろしいですか」

「はい、午後2時頃、一階の診察室前の待合場所で長椅子にかけて待っていました。他科の患者と一緒でした。待っていると診察室からマイクで呼ばれて、目の前の診察室に入って、初めてZ医師と顔を合わせました」

「小林さんの他にも外来の患者が待っている中で、受けたということでよろしいですか」

「はい、他の科の患者もいて、待っている方が多数いました」

「あなたの記憶を喚起するために平成27年、去年の12月、今から2カ月前ぐらいですけれども、S病院のHさんに案内してもらいましたか」

「ええ、案内してもらいました。私と弁護士のI先生と一緒にS病院に行って、Hさんの案内で、その手術説明をした場所と、それから診察室、両方を見ました」

「その結果、病棟の面談室で何か説明を受けたことがありますか」

「説明を受けたのは、**病棟の面談室ではありません**。病棟の面談室と言われるところは、麻酔科Nという女性医師から手術前日に、輸血について説明を受け、承諾書にサインしたところです」

「Z先生の説明を受けた場所は、もう一度見ても外来診察室だということでよろしいですか」

「ええ、外来の診察室で間違いありません。入院した日は12月2日金曜日、午前9時に指定されて、一階の受付で入院手続きをしました。12月2日10時00分独歩で入院したとあります。病棟の入院時看護記録があります。病棟の看護師が迎えに来て、病室に入りました。その日病院の昼の食事をしていますし、それから、必要な検査も受けていますから、間違いありません」

「今おっしゃったのは、説明を受けた日が入院日ではなくて、前の日、12月1日だということでしょうか」

「ええ、そうです。当日（説明書の2日）は入院していました」

この重要な原告尋問について、被告側弁護士、裁判長は何の質問や意思表示もなく、結果的には術前説明日の真偽については認められたと思っていましたが、裁判長は「無視」したのです。**実際の手術説明が12月1日ですから、被告の主張する術前説明内容はすべてウソ、法廷で右内腸骨動脈瘤について詳細な説明をしているという陳述は作り話だったのです。**

仕掛けられた「ワナ」

また手術説明書には複数の「ワナ」が仕掛けられていたのです。

第一は、G医師の診断で示した「CT画像腹部大動脈瘤55・5㎜」はウソでした。当日のカルテには42～3㎜と記載してあり、Z医師はカルテを見て書いたと言っています。捏造と知りながら、55㎜と説明書に書いたのです。これは、恐らく二人のカンファレンスで上司のG医師から口頭で言われていたのです。ガイドラインオーバーの0・5㎜の差はここから生まれたのです。

第二はZ医師の「手術説明書の日付」のウソ、病名のウソ、更に説明書（2／3）の右端に当日慌てて手書きした「右内腸骨動脈瘤Φ30㎜」については全く説明していません。

手術説明書は腹部大動脈瘤手術の定型化した**ひな形をコピー**し、患者本人の病状とは関係のない説明書を渡したのです（ひな型というG医師の証言）。Z医師はこのような、いい加減な説明書を常日ごろ手術患者に渡していたのです。

第三は、当日12月1日、説明書右端に手書きで書き込んだという右内腸骨動脈瘤の手術説明をしていないこと。説明書のどこにも右内腸骨動脈瘤の説明や手技図、術後の重大な合併症について書かれていません。

また一枚目の同意書にも、手術する右内腸骨動脈瘤が書かれていないし、同意もしていないのです。**説明内容の確認11項目**にも何らのチェックも入っていないことは、患者が説明を受けていない証拠であります。

後から考えると、いろいろなウソが仕組まれていたことが分かりました。

第四は病名の「腹部大動脈瘤最大径約55㎜」について、Z医師は、説明書に腹部大動脈瘤最大径55㎜と書いて、説明していながら、被告尋問では、**55㎜と口では**言っていない、と手術目的の大動脈瘤の大きさを否定し、動脈瘤は手術適応ではなかった、適応だったのは瘤形が嚢状だと言い変えたのです。しかし、両方ともウソだったのです。

そして説明書の動脈瘤の数値についてZ医師は自分が書いていながら55㎜の数字は見ていない、と被告尋問でそう言うのです。

Z医師は腹部大動脈瘤が42～3㎜が正しく、55㎜とは言っていない。手術目的は嚢状瘤と右

内腸骨動脈瘤の30㎜だと、今度は右内腸骨動脈瘤を加えたのです。嚢状瘤は区分上の不明確なもので、これで手術適応とは言えないものでした。これで、腹部大動脈瘤は手術目的ではなくなっているのです。何のための手術だったのか分かりません。

この部分の口頭弁論の証人尋問、被告質問は次の通りです。

原告側弁護士「G医師から説明された内容をご自身でも確認しているという質問です」

Z医師「もちろん確認しています」

「幾らと確認しましたか」

「42～3㎜だったと思います」

「42㎜の後で、また聞きますが、説明書では55㎜になったり、手術記録（術後）では45㎜になるのは、これはどうですか」

「42㎜というのは、それは手術前だとかCTの検査のデータだと思います。ただ術後に、一応測った結果が45㎜だったということです」

手術説明書の55㎜については、

「……」答えない。

45㎜は、手術記録で**MAX45**となっています。

動脈瘤の形状について

「瘤が嚢状瘤であるとの判断は、あなたがしたんですか」

「しました」

「何処からしましたか、どういう部分で」

「CTからしました」

「CTがどうなっていたので、嚢状瘤だと判断しましたか」

「腹部大動脈が左右の総腸骨動脈に分岐する前の時点で、左側に突出していることを確認しました」

都内のある大病院から独立して放射線診断を専門にしている医師は、名前を出さない条件で「これが嚢状瘤と診るなら、医師国家試験は通らない」そのようなものだ、と画像を見て言われました。

原告側弁護士「またN先生とか、O先生とか、S先生（被告が意見を求めた先生）とか、心臓血管外科の錚々たる先生方たちが、嚢状瘤について、腹部大動脈瘤についても、破裂の危険性はないと、危険性について否定的だったんですが、これについてあなたはどうお考えですか」

「腹部大動脈瘤の破裂性について否定的だったのではなく、嚢状瘤についても、私は見解を持たない、ということだったんだと思います」

「その嚢状瘤かどうかというのは心臓血管外科医によって判断が違うんですか」

「極端な場合と、判断しがたい場合とがあることだと思います」

「では小林さんの場合が極端な場合だったんですか」

「多少判断しづらい部分があったのかと思いますけれども、CTを彼らがどのように診ているかはちょっと分かりませんので、全部のスライスを確認できるということであれば、彼らも、嚢状瘤という判断をしたかもしれません」

　結局、嚢状瘤については、判断しづらいものであり、手術をするためのG医師の主観的なものであることが分かりました。ガイドラインでは、どちらとも区別ができない場合は「嚢状瘤」とする、と書いてあります。小林の動脈瘤は紡錘型であり左側に突出していませんでした。診断区分の問題であり、手術目的の破裂とは関連付けられないのです。

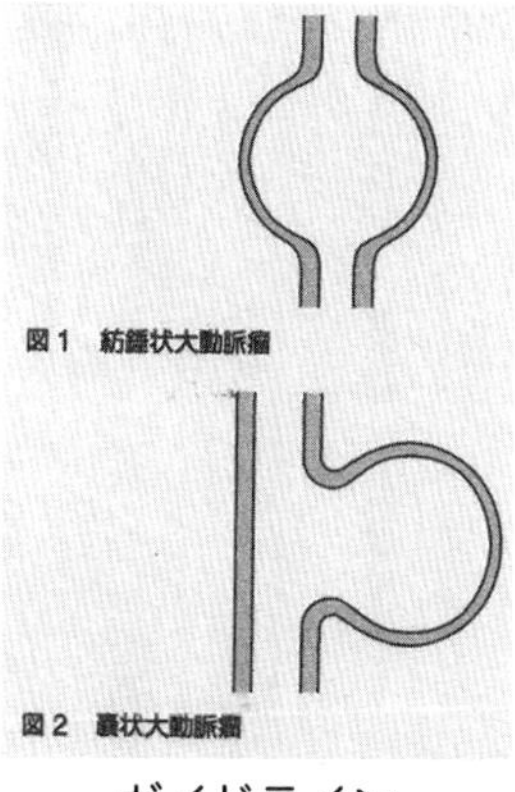

ガイドライン

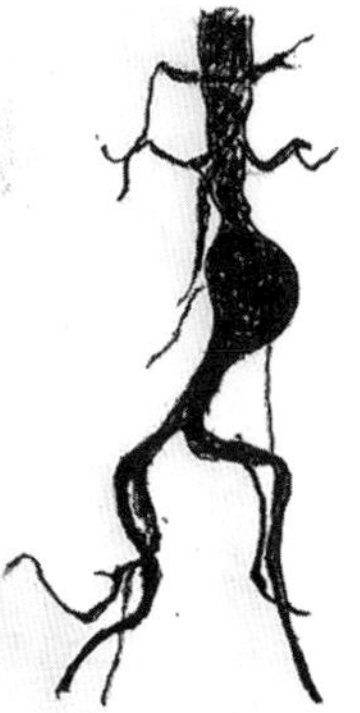
嚢状瘤の模式図

証人G医師との問答、腹部大動脈瘤は手術適応はなかった

原告側弁護士は診断医のGに「甲A第5号証」を示し質問する。

「こちらは、先ほどお話を伺った7月22日の説明時にG先生から小林さんにお渡しした画像ということでよろしいですか」

「そのとおりです」

「小林さんは、先ほどの尋問の中でG医師から4カ月前のCTと比べて腹部大動脈瘤が大きくなっている、手術しないといけないという説明を受けたとおっしゃっているんですが、そのような説明をなさるんでしょうか」

「していません」

「では、どのような説明をなさっているんですか」

「動脈瘤の径を比較する意味での最大短径は42・3㎜ということは変化がないこと。ただ今回は造影CTを使用しているので、形状がよく分かるようになった。腹部大動脈瘤の一番下のほうが左側に突出していることが分かったということです。それから、初回のCTで分からなかった右の内腸骨動脈瘤があることを説明しました」

「55・5㎜のCT画像を渡し、これに基づいて、Z医師が手術説明書に腹部大動脈瘤最大径約55㎜、嚢状瘤と書いています。G医師は55・5㎜の画像を渡して、『手術』と言いながら一方、

あなたの腹部大動脈瘤は本当は42・3㎜というわけがないじゃないですか」

「……」

G医師は答えない。原告側弁護士は、G医師が55・5㎜と言っていると認め、右内腸骨動脈瘤については追及せず何故か質問を変える。

「一般的なことを伺いますが、短径とは何でしょうか」

「動脈瘤や動脈の太さを測る場合はそれに対して、楕円の短いほうに計測できる方向で、計測するというのが短径ということになります」

「今お話がありました短径の対義語は長径ということでよろしいですか」

「いいです」

証人尋問でG医師は腹部大動脈瘤が55・5㎜になったCT画像を患者に渡して手術になりますと患者に言いましたが、証人尋問では、「言っていない」と否定しています。しかし、物的証拠（甲A第5号証）を渡したのは認めています。論理は通りません。また嚢状瘤についても、偏心と言って嚢状瘤とは言っていないのです。さすがに、狡猾な言葉遣いに慣れた医師だと思いました。

「動脈瘤のサイズを基準として手術適応の有無を決める場合は、最大短径が基準になるということで、よろしいですか」

「その通りです。ただ、それは紡錘状瘤の場合です」

「サイズのみに着目した場合は、そのとおりということでよろしいですか」

「はい」

「ガイドラインにあるところですけれども、複数のスライスの短径を計測して、一番大きい短径が、最大短径、手術適応を判断する材料になるということでよろしいですか」

「そうです」

「その意味では、一枚だけで手術適応を判断することはできないということでよろしいですね」

「そうです」

「じゃ、例えばになりますが、この甲A第5号証でどこが短径になるんでしょうか」

「……」

原告側弁護士は、赤色のペンで示してもらえないでしょうかと、甲A第5号証に描くように依頼した。G証人はなにも答えない。**この画像は捏造した大きさだったのです。**

「今伺った通り、一枚のスライスでは本来は手術適応は判断できないのです。けれども、仮にこの画像から判断する場合は、短径の測定値が40㎜を切っている（36・4㎜）ために、年間破裂はおおよそゼロパーセントということになり、手術適応は当たらないということでよろしいですか」

「その通りです」

G医師は、CT画像の55・5㎜は捏造と認めているのですが、なかなか、口では言いません。慎重に考えて答えています。

手術について説明にあたった被告Zは、原告の質問に対して、動脈瘤と破裂の関係については、説明書では紡錘型の場合の説明をしているのです（説明書2／3）。法廷では、被告は点を打って嚢状瘤だと強調しているのです。

甲A第5号証は見せかけの捏造画像だった。

最大径と最大短径

G医師は、動脈瘤の測り方を知らない患者に、造影CTの最大部分をスライスした画像に55・5㎜×36・9㎜の数字を書き入れ、55・5㎜をもって「急に拡大した、手術になります」と言ったのです。小林は動脈瘤を最大短径で測るということを知らないため騙されているとは知らずに信じたのです。本当はカルテ記載のとおり動脈瘤の最大短径は42〜3㎜

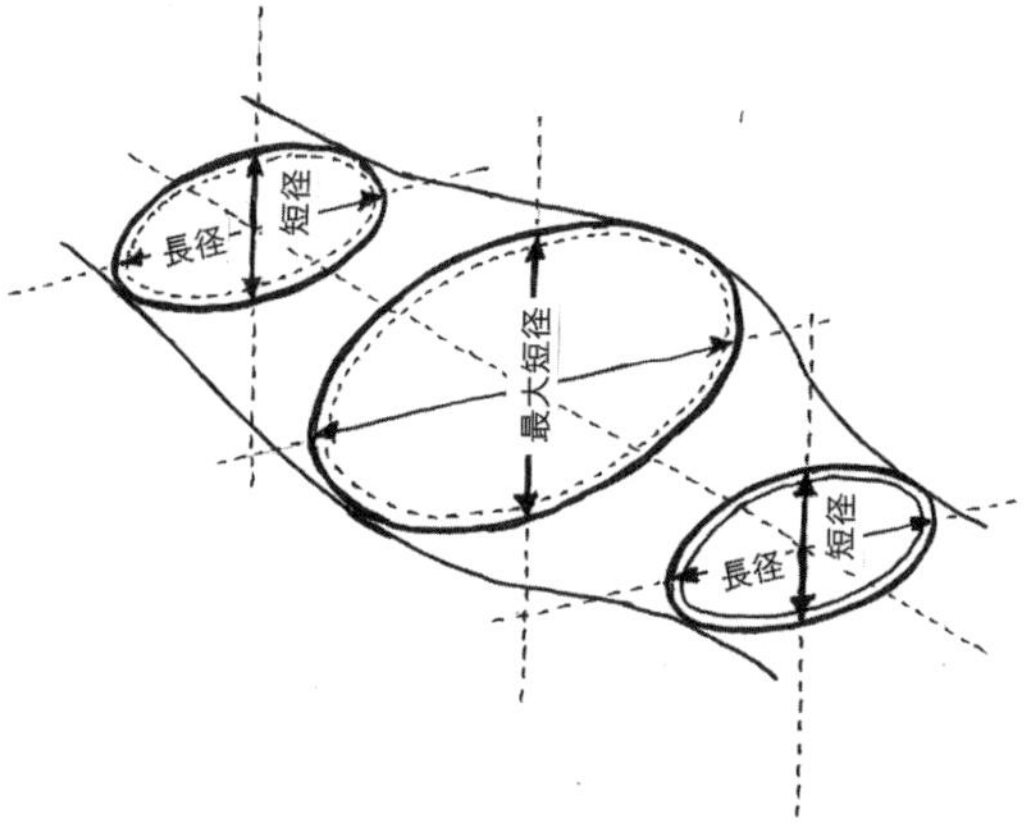

断面が楕円になる場合の長径と短径（血管の走行が体軸方向と平行である場合）

動脈瘤の拡張は、「最大短径」で評価される。

（W医師作図）

でした。手術の適応はなかったのです。G医師は手術するために動脈瘤の計測を誤魔化したのです。

だから、原告側弁護士の証人尋問、この画像からは短径36・9㎜と言って、これでは何も分からないものだと、言ったのです（27頁図参照）。

通常の診察と診断の在り方

通常、医者に行くのは、体に何らかの異常を感じて診察を受けに行くのです。医者は患者と対面して訴えを聞き、自らの経験と五感に基づき「所見」を固め、さらに「検査の成績」によって「病態を推測」して、診断を確定する。そして「治療の計画」立てる、これが、通常の診断の経緯です。

そして、患者に対して診断の結果を詳しく説明し、他にどのような選択肢があるのかを説明して、患者の納得の上で、治療を開始するのが一般的な順序です。G医師にはこの手順がおそかけているのです。命にかかわる手術を行うのに、捏造《ねつぞう》したCT画像を渡すだけで、いきなり「手術になります」と、こんな簡単、安易なことが許されるのでしょうか。あまりにも患者の命の尊厳を無視した医師たちです。

小林の場合は、経過はこのようでした。

①健康診断（Ｔ病院のエコー）
②動脈瘤の発見、心配ない大きさ
③かかりつけ医と相談、Ｓ病院への紹介を受ける
④専門医による検査（Ｓ病院放射線外科）
⑤動脈瘤は40㎜内外（Ｔ病院のエコーの読み取り、触診せず経過観察を指示）
⑥単純ＣＴによる診療結果約43㎜（引き続き経過観察を再度告げる）
⑦４カ月後、再度、造影ＣＴ、主治医Ｇ医師は、**腹部大動脈瘤55・５㎜に拡大した。「手術になる」（ＣＴ画像のコピーを渡し）**という診断でした（カルテは42〜３㎜）。この時の放射線医のＣＴレポートには前回と変化はないとの記載があります。手術は、人工血管置換術と言い、手術にはこのようなものを使うと言われ、一本の人工血管を見せられた。
⑧11月８日、Ｇ医師に「手術を受けます」と答える。
⑨Ｇ医師は、手術説明は執刀医のＺ医師が行う、自分は手術はしないが、立ち会うと言われた。そして一本の人工血管を見せた。
⑩真実は、動脈瘤は42〜３㎜で、変化がないというものでした。この画像には二つの画像があり、右は前述したように、55・５㎜、左の画像には28・６㎜の数字が書いてありました。しかし、右内腸骨動脈瘤については何の説明もありませんでした。

同意書1/3

(診療録用)

1/3

同 意 書

[redacted]院長 殿

私：小林寛治 は、【腹部大動脈瘤に対する人工血管置換術】

を受けるにあたり、下記の説明者から、説明文書に記載されたすべての事項について説明を受け、その内容を理解しました。以上のもとで、自由な意思に基づき、この医療行為〔 検査 ・ 手術 ・ 治療 〕を受けることに同意します。
なお、説明文書とこの同意書の写しを受け取りました。

説明内容の確認

11項目

- □ 病名・病態
- □ 目的・必要性・有効性
- □ 内容と性格および注意事項
- □ 採取された組織（臓器）の取り扱い
- □ 危険性とその発生率
- □ 併発症の発生時の対応
- □ 代替可能な医療行為およびそれに伴う危険性とその発生率
- □ 行わなかった場合に予想される経過
- □ 患者の具体的希望
- □ 今後の同意撤回の自由について
- □ 連絡先

同意	説明
同意年月日：平成 23 年 12 月 2 日	説明年月日：平成 23 年 12 月 2 日
同意者：小林寛治	説明者：[redacted]
☑ 本人	（所属：心臓血管外科 ）
□ 代諾者（患者との関係 ）	

＊同席者の欄には患者側、病院側、第三者に関わらず同席した方の署名をお願いします。

同 席 者	患者との関係
[redacted]	

H21. 10 作成　　（氏名の記入は自筆署名，もしくは記名押印）

同意しているのは、腹部大動脈瘤に対する人工血管置換術の手術です。

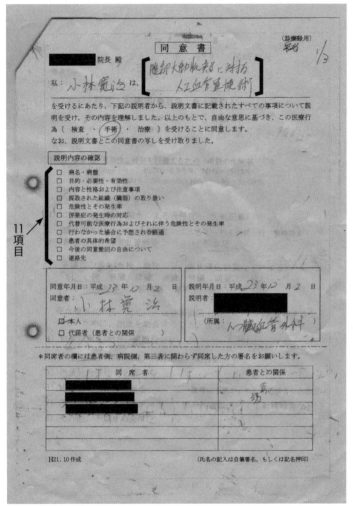

⑪12月1日午後に説明するからZ医師の外来診察室に行くように指示される。指示に従った。同行者、患者を含めて4名。
⑫G医師は、患者に心臓疾患があるのを知りつつ、手術するためにT病院に連絡し、心臓シンチ検査を受けさせた。これはあくまで、手術ありきだった。

同意内容の確認について

病名については、説明書（2／3）に「腹部大動脈瘤（嚢状型：最大径約55㎜）」記載がありました。手術目的・必要性は説明されていますが、それ以外の確認項目については、説明を受けていないのです。

同意書は既に必要事項が記入してあり、小林は氏名を書くだけでした（同意書）。発生率や危険性、併発と発生時の対応、代替可能な医療行為については、「うちではやってない」の一言でした。

手術をしなかった場合に予想される病状の変化についても話をしていません。手術について、患者に希望なども聞いてくれません。説明を尽くした上での同意の撤回に自由があることも話さないのです。

公立S病院の心臓血管外科は、腹部大動脈瘤の手術説明書にはそれなりの記載はありますが、

説明書2/3

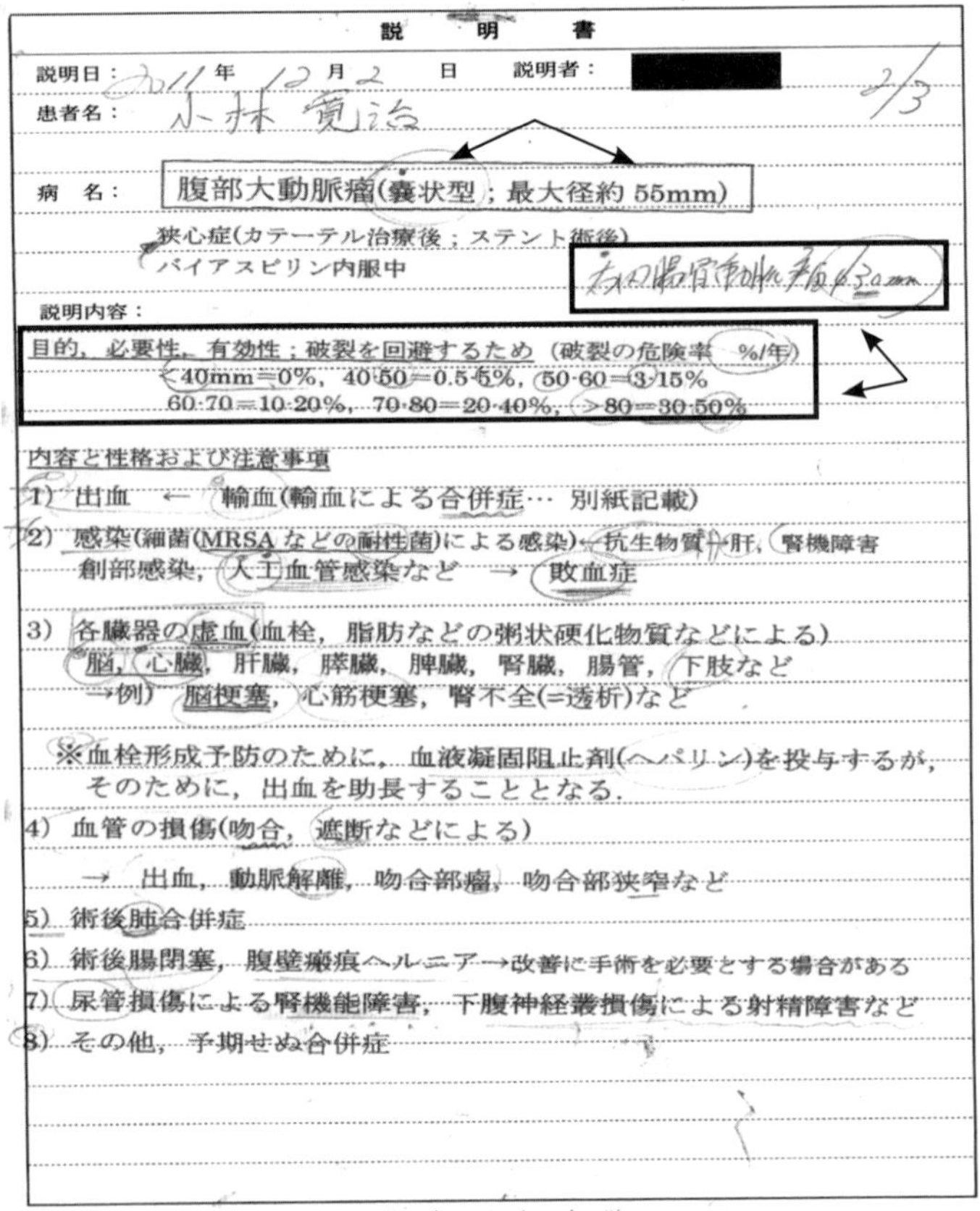
説　明　書

説明日：2011 年 12 月 2 日　説明者：[redacted]　2/3

患者名：小林 寛治

病　名：腹部大動脈瘤(嚢状型；最大径約 55mm)

狭心症(カテーテル治療後；ステント術後)

バイアスピリン内服中　右内腸骨動脈瘤φ30mm

説明内容：

目的，必要性，有効性；破裂を回避するため（破裂の危険率　%/年）

<40mm＝0%，40-50＝0.5-5%，50-60＝3-15%

60-70＝10-20%，70-80＝20-40%，>80＝30-50%

内容と性格および注意事項

1）出血　←　輸血(輸血による合併症…　別紙記載)

2）感染(細菌(MRSA などの耐性菌)による感染)←抗生物質←肝，腎機障害

創部感染，人工血管感染など　→　敗血症

3）各臓器の虚血(血栓，脂肪などの粥状硬化物質などによる)

脳，心臓，肝臓，膵臓，脾臓，腎臓，腸管，下肢など

→例）脳梗塞，心筋梗塞，腎不全(=透析)など

※血栓形成予防のために，血液凝固阻止剤(ヘパリン)を投与するが，

そのために，出血を助長することとなる．

4）血管の損傷(吻合，遮断などによる)

→　出血，動脈解離，吻合部瘤，吻合部狭窄など

5）術後肺合併症

6）術後腸閉塞，腹壁瘢痕ヘルニア→改善に手術を必要とする場合がある

7）尿管損傷による腎機能障害，下腹神経叢損傷による射精障害など

8）その他，予期せぬ合併症

説明したかのごとく、丸やアンダーラインは初めからつけられていた。説明しながらアンダーラインをつけたというのはウソ。不可能です。

説明書3/3

説　明　書

説明日：2011 年 12 月 2 日　説明者：[redacted] 3/3

患者名：小林寛治

病　名：

腹部大動脈瘤

説明内容：

腹部大動脈人工血管置換術
（退院時死亡率＝約0.5−1%）

《手術》

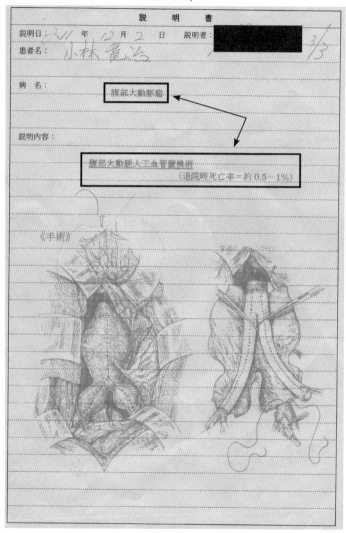

原告を騙したＹ型人工血管（手術手技書）

採取された組織(臓器)の取り扱い；特異な形態を呈している場合，摘出し

病理検査をすることがある．

危険性とその発生率；退院時死亡率＝約 0.5 ～ 1%程度

（個々の病態により変わることがある．）

代替可能な医療行為およびそれに伴う危険性とその発生率

・ステントグラフト移植術(カテーテル治療)　身体(各臓器)への負担＝少ない．

追加治療が必要な場合がある，限られた施設での術式．

末梢血管が細い場合や性状不良の場合，適応外となる．

数回に及ぶ開腹手術の既往や全身麻酔自体に危険性のある場合に適応

生存率に差はないが，術後の追加治療の確立が高い．

行わなかった場合に予想される経過；破裂(確立は前述)

患者の具体的希望；　保存的加療，開腹手術，カテーテル治療

今後の同意撤回の自由について；手術施行前までであれば可能．

手術予定日時；2011 年　12 月　7 日　9 時入室

手術予定時間；2 - 3　時間

CCU 入室予定時刻；13 - 14 時（面会および手術後の説明）

手術後の予定．

手術当日；CCU

手術翌日；一般病室(心臓血管センター内)へ移動(10 - 11 頃)

手術後の入院日程に影響をおよぼす可能性のある事項

・炎症所見，創傷治癒など

・腹腔内の状態(排ガス，便通など)

・リハビリテーション

呼吸機能障害，栄養状態など

説明書付表

内容については全く説明しないで、同意書にサインだけ求めたのです。

同意書の11項目にわたって、説明をして、切除した臓器をどうするのか、患者からの質問を受け、納得を得て同意するまで、相当の時間がかかります。10分程度の時間では論外です。Z医師らの目的は、時間を惜しんで外来患者の診察の合間に挟んで同意を取ることだったのです。計画的だったのです。

G医師は、科学的検査をしたうえで、臨床研究材料にしたいという悪魔の誘惑に負けたのです。

誤記について裁判長は原告弁護士の失言に拘《こだわ》る

この捏造《ねつぞう》画像については、後の被告尋問になって被告Z医師が言う前に、原告側弁護士があろうことか「誤記ですか」と聞きました。そして被告にやすやすと「誤記です」と言わせてしまったのです。うかつな質問だったのです。裁判長はこの言葉を逃しませんでした。そして両者間には「誤記」という共通の認識があると言ったのです。手術後の被告尋問のことです。

小林はこの偽物のCT画像でG医師に追い詰められて、かかりつけ医の勧めもあって手術に同意したのです。

小林は何のために訴訟したのか分からなくなりました。原告側弁護士には、全くそのつもりもなかったのだと思いますが、被告側弁護士は誤記だと主張しました。判決文には両者が認めているように書かれてしまいました。全く違うのです。弁護士なのだから言葉の意味をわきまえて使って欲しいものです。

誤記というのは、文字通り、書き間違い、書き誤りのことです。被告Zが手術説明書に書いた腹部大動脈瘤55㎜は、42〜3㎜であることを知っていながら、手術をするためにG医師が捏造画像を患者に渡して、手術を承諾させた数字です。55㎜と意識的に書いた、作為的な詐欺行為を持った数字なのです。裁判所は、これを誤記としてしまったのですから、全く話になりません。

カルテ公開で明らかになった、2011年5月20日、当日のカルテには42〜3㎜と記されています。7月15日の放射線科のCTレポートには「前回と変わりがない」と記されています。動脈瘤は前回3月29日と変わらなかったのです。

Z医師はG医師のカルテを見て手術説明書を書いたと言っています。そして裁判になってからは、カルテに42〜3㎜と書いてある、手術説明書の病名、動脈瘤55㎜は42〜3㎜と書くべきところ55㎜と書いてしまった。だから誤記（書き間違い）だったと主張しているのです。

術後2年も経ってから、手術までの経過を無視して、このような言い訳を認めるわけにはいきません。この診断によってG医師は患者に何度も手術を強要し、医師の言うことを信じて手術した経緯があるのです。言い逃れは通じません。しかし、現実は、真逆の結果、裁判所は被告の言い分を認めたのです。

裁判所は、時系列、時間の経過を無視し、この問題をなぜか避けて通ったのです。2年以上も時間が経過しているのを、並列の時間軸としたのです。それにしても可笑しな裁判でした。何がなんでも、最初から棄却だったのです。裁判長には原告の主張には聞く耳がないのです。

Z医師は手術説明書に「病名　腹部大動脈瘤・最大径約55㎜」と書いています。上司のG医師の指示にしたがったのです。

G医師から手術の宣告があってから、同意するまでの間、約5カ月の時間差があります。本来、G医師が言う「年末まで持たない、今にも破裂する動脈瘤」ではなかったのです。

東京大学血管外科のウェブ情報では「腹部大動脈瘤は40㎜台では破裂しない」と言っています。「大動脈瘤・大動脈解離診療ガイドライン」には、手術適応は55㎜からとなっています。だから、手術をするために、この55㎜は手術適応の基準にあわせたのです。

しかし、公立S病院の臨床研究から見ると、実際の手術は60㎜以上で手術しています。余程四分枝人工血管置換術の実績が欲しかったのです。

Z医師はG医師が捏造したウソのCT画像と知って手術した。

執刀医のZ医師はカルテを見て、腹部大動脈瘤最大径約55㎜と手術説明書に書いたのは、誤記ではなく、G医師とのカンファレンスによるものでした。

小林は、この偽造した説明書に同意のサインをして手術を受けたのです。

そんなことを知らない小林はまんまと、策略にはまって必要のない手術を受けて、苦しみ続けています。外来に1年余りも通院していながら、真実を告げず、「脊柱管狭窄症」だと、ウソを言い続けZ医師は、逃げていたのです。

歩行困難の原因は右内腸骨動脈瘤の結紮が原因だとの主張は認めず、判決は、これほどZ医師が強調していた「脊柱管狭窄症」についてひとことも触れず、歩行困難の原因は、手術による「**多臓器不全**」だと、Z医師のウソも黙殺してしまいました。小林の身体の具合が悪いのは、手術によるもので、「手術をすればどこかが悪くなってもしょうがない」と言った、公立S病院の副院長・医療安全管理部長（当時）のH氏発言に戻っているのです。

これを今更（2年も経って）「誤記」と言って裁判で言い逃れしているのです。手術から2年も経っているのです。小林が、何も言わなければ、誰も知らずに終わっていたのです。このような病院には、まともに手術ができるわけがありません。

何故手術という、患者にとって命を懸けた行為にウソが通るのでしょうか。医師としての基本的倫理が欠けているのです。このような医師等が居座る病院は患者から信頼を得られるでしょうか。

医師等は、これについて、言を左右して、更にウソを重ね、事実そのものを新たに偽造したありもしないシナリオを書いて裁判所まで欺いたのです。

「病気があるのだから、手術してもよい」と言えるでしょうか。説明書の病名は偽りです。

セカンドオピニオンについて（病名と術式）

小林は、S病院心臓血管外科医等の言うことが正しいのかどうか、術後ではありますがセカンドオピニオンを受けたいと思いました。そこで心臓血管外科のある大学病院に聞いてみました。病院の承諾を得ましたので、S病院にその旨を話して、資料の提供を受けました。資料の内容はK大学病院宛てになっていましたので、小林はそのまま大学病院の地域連携課に持っていきました。

公立S病院心臓血管外科
「腹部大動脈瘤」　術式　「腹部大動脈瘤に対する人工血管置換術」

K大学病院血管外科
「腹部大動脈瘤」　術式　「右内腸骨動脈瘤に対し大動脈・両内外腸骨動脈バイパス左内外腸骨動脈再建」

という大手術でした。

S病院は動脈瘤に対する人工血管置換術以外の記載はなく、術式図は腹部大動脈瘤のY型人工血管を使った術式です。K大学病院血管外科は全く違います。セカンドオピニオンのK大学病院の術式ではありません。重大な隠された手術内容目的の（臨床研究）を隠しているのです。公立S病院の病名、術式は、この難しいあまりやってない手術内容を表していません。

重大な説明責任を放棄し逃げ続けているのです。

診断はどうあるべきか、手術はどうあるべきか

このような事件を今更になって問題視すること自体が可笑しなことだと思う人がいるかと思います。

しかし、これを問わない事には、医師の診断がどうあるべきか分からないのです。

通常の診察と診断の在り方

通常、医者に行くのは、体に何らかの異常を感じて診察を受けに行くのです。医者は患者と対面して訴えを聞き、自らの経験と五感に基づき「所見」を固め、さらに「検査の成績」によって「病態を推測」して、診断を確定する。そして「治療の計画」が立てられる。これが、通常の診断の経緯です。

そして、患者に対して診断の結果を詳しく説明し、他にどのような選択肢があるのかを説明して、患者の納得の上で、治療を開始するのが一般的な順序です。G医師にはこの手順がおよそかけているのです。手術という命にかかわる治療を行うのに、捏造したCT画像を渡すだけで、いきなり「手術になります」と、こんな簡単、安易なことが許されるのでしょうか。説明も部下にさせ、三枚組の説明書・同意書に診察の合間に呼び入れてサインをとったのです。あまりにも患者の命の尊厳を無視した医師たちです。

手術説明を行う際に、何故、他にある選択肢を示さなかったのか

何故か、当時盛んに行われていた腹部大動脈瘤の手術には血管内治療法、ステントグラフト内挿術があるにもかかわらず、あえて説明せず、原告が聞いても、「うちではやってない」の一言で、説明しませんでした。さらに、右内腸骨動脈瘤についても、CT画像のコピーを見せただけで、何らの説明もG医師はしませんでした。これらを説明していれば原告は正しい判断ができたと考えています。

恣意的に公立S病院心臓血管外科医等は、当時85%以上がY型人工血管を使った手術を行っている、と彼らの書いた論文で言っていながら、心臓に欠陥を持った、腹部に手術痕の複数ある患者に対して、何故S病院心臓血管外科は、難しい術式を選んだのか、Y型の手技図を説明

に使っていながら、患者を騙して四分枝の人工血管を使ったことには何の説明もなく、患者をモルモットとして「臨床研究」に利用したのです。小林のみではなく多数の、知らない患者が、こうして後遺症に悩まされることになっていると容易に想像できます。

人証後の証人尋問では

ステントグラフト手術について。

原告側弁護士「お腹を切らない方法というのは説明しましたか」

G医師「していません」

「なぜ、しなかったのですか」

「適応がなかったからです」

「ステントグラフト手術の適応はどうですか」

「ありません」

「その説明もしないんですか」

「適応がないものをあえて説明する必要はありません」

G医師は初めから原告に、ステントグラフト挿入術について説明していません。Z医師から手術説明をさせると言って、手術に関しては何も説明していないのです。

次いでZ医師に対して、原告側弁護士は、同じことを聞く。

原告側弁護士「では、続いて説明書の中に代替可能な医療行為及びそれに伴う危険性とその発生率という項目がありますが、ここでは原告に対してどのような説明をしたのでしょうか」

Z医師「うちではやってない、と言いました」

原告側弁護士「あなたの陳述書では患者さんの場合、適応外なので、ステントグラフトは使わず、開腹手術をします、と言っていらっしゃるのですが、適応外とはなにを指して言っているのでしょうか」

Z医師「全身状態が悪かったり、数回に及ぶ開腹手術があるような患者さんのことを言っているのです」

Z医師は、小林の腹部大動脈瘤についてステントグラフト内挿術については説明していません。ガイドラインを見れば、適応があったことが、はっきり分かります。公立S病院心臓血管外科は、どうしても開腹手術を行って、四分枝の人工血管を使う臨床研究をしたかったのです。

ステントグラフト内挿術

Z医師は、原告にステントグラフト挿入術について、ハッキリと「説明していない」と言っています。また手術適応条件については、ガイドラインに照らし医学的に間違っています。G医師等はどうにもならないような患者には適応だと言っていますが、何を言っているのか、患者がどのような既往症があるのか問題外なのです。触診もせず、既往症も見ていないのです。

ステントグラフト挿入術では嚢状瘤など形状が悪い場合、ステント留置の隙間から血液が流れ出るエンドリークが起こるという重要な問題があるのです。患者のような紡錘型の場合はそのエンドリークの危険性は少なく、むしろ、患者には心臓疾患があり、年齢、また複数回の開腹手術の経歴があることを考えると最適な手術方法だったのです。医師等は患者を逃がさないように、説明をしなかったのです。

Z医師は、小林を一度も診察したこともなく、既往症についても全く関心がなかったのです。ステントグラフト挿入術は最適応の状態にあったのです（もっとも小林の腹部大動脈瘤は手術する必要はなかったのです）。

当時、ステントグラフト挿入術は腹部大動脈瘤の手術の大半を占めており、保険の適用にもなっていました（被告側OB医師の意見書）。患者に選択肢を与えないやり方は、当時も現在は許されません。歴然とした判例もあるのです（証拠の判例を提出）。明らかに病院と医師等に責任があるのです。裁判所はこれだけの意見の差があるのに明確な議論もさせず、ステントグラフト内挿術について、病院側が説明責任を果たしていると認めたのです。

また、右内腸骨動脈瘤の大きさについて。

裁判官Ｔ「この内腸骨動脈瘤の最大短径が約30㎜ということなんですが、破裂の危険はどの程度と理解すればよろしいでしょうか」

裁判官は、いつの間にか説明も同意もしていない手術目的を腹部大動脈瘤から腸骨動脈瘤に変えて、右内腸骨動脈瘤が最大短径で測ることになり（原告は内腸骨動脈瘤の手術適応が最大短径で診るのか知らない、少なくともＣＴ画像のどこにも、腹部大動脈瘤と同じような数字が入っている）、大きさも30㎜と原告が28・6㎜としか知ることができていないのに（原告の腸骨動脈瘤の大きさ28・6㎜、甲Ａ第5号証、証拠）、内腸骨動脈瘤が提示を受けたＣＴ画像からどうして30㎜になったのかという手品師のような実体がわからないのです。どこで、腸骨動脈瘤が30㎜に変わったのか、腹部大動脈瘤の大きさと形状に不思議な事が起こっているのです。

腸骨動脈瘤に対する他の手技、コイル塞栓術についても同じでした。

裁判長「血管内治療の方式として、原告の主張の中で、説明義務として、コイル塞栓術の説明もしていない、という主張もあるんですが、適応についていかがなんでしょうか」

Ｇ医師は説明していないとは言わず、できないと言う。

Ｇ医師「例えば物凄く具合が悪くて、全身状態が悪くてという場合はあるかもしれないけれども、一般論としてステントグラフトとコイル塞栓術、ということですよね」

裁判長「恐らくそうだと思います」

G医師「それはできません」

裁判長は腹部大動脈瘤ステントグラフト内挿術と、腸骨動脈瘤の血管内治療の区別がつかない程度の知識しか持っていないのです。

裁判長「それを簡単に説明してください」

G医師「そこにカテーテルを留置して操作しなければいけません。カテーテルが固くなっているところに当たるわけなんです、非常に危険です。もう一つ、言わせていただければ、コイル塞栓術をした場合は確実に順行性血流はなくなりますんで、そうすると我々はそう思っていませんけど、内腸骨動脈を結紮したことによる症状が生じるということと同じことになると思います」

このような話は、手術目的とは異なり患者は聞いてもいません。手術説明もしていないのに右内腸骨動脈を縛っておいて、コイル塞栓術を行えば血流が逆行性になる、という。同じことなら、危険な手術を選ぶのではなく、患者の負担が軽く、少ない結紮を選ぶべきだったと言ったのです。

内腸骨動脈を結紮すれば血流は完全に止まり同じことになるのです。同じになるのを、説明できないことに転化してしまった。裁判長も、コイル塞栓術はできないから、説明しなくてもいいと理解したのか、原告には分かりません。

説明も同意もなしに勝手に手術したことを問題にしているのですが、全く通じません。インチキな問答です。コイル塞栓術は血管内の治療法です。

Ｇ医師はコイル塞栓術について「それは、できないと思います。一か八《バチ》かのような状態でやる可能性はあるかもしれませんができないです」

原告側弁護士は、被告側弁護士の腸骨動脈瘤に対して甲A第5号証を示して「この28・6㎜は通常30㎜と同じが手術適応と言うんですか、違いますか」

被告代理人が異議を出す。

被告側弁護士「意義あり。そのような記述のある文献は、本件に出していないと思います。総腸骨動脈瘤について30㎜があって、内腸骨動脈瘤には出ていない」そうと言っていながら、「腸骨動脈瘤領域は正直言って、基準はないんです」

更に、「もう30㎜を超えたら、早くやろうねという、そういうことです。何時頃までにどのくらい破裂するかという予想はできませんので」

とうとう、右内腸骨動脈瘤は28・6㎜から30㎜を超える瘤になってしまいました。小林の認識はCT画像の28・6㎜です（後から調べたところでは40㎜を超えて通常は手術適応になっています）。

恐ろしい裁判です。原告側弁護士はなにも言いません。

原告は訴訟にあたって、証拠資料として『腹部大動脈瘤ステントグラフト内挿術の実際』（大木隆生編集、医学書院）でステントグラフト内挿術とコイル塞栓術について、該当箇所を

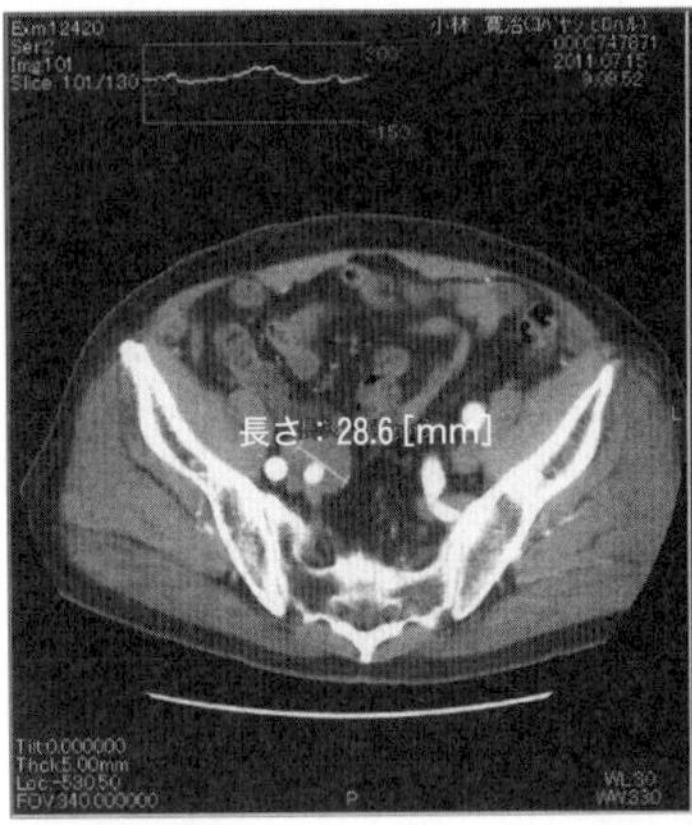

腸骨動脈瘤という28.6ｍの画像

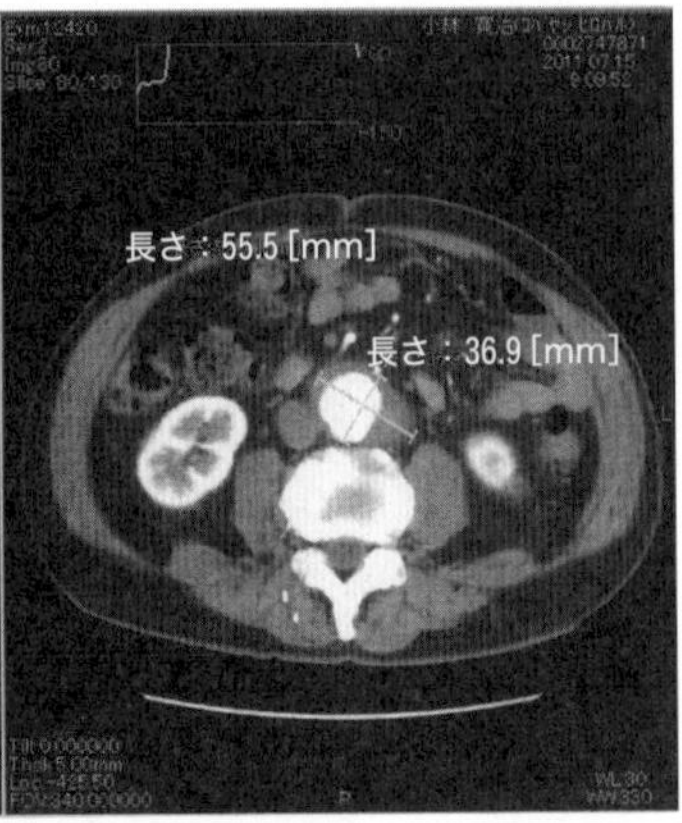

腹部大動脈瘤という55.5×36.9mmの画像

短径で測るならば、動脈瘤は36.9mmで手術適応はない。

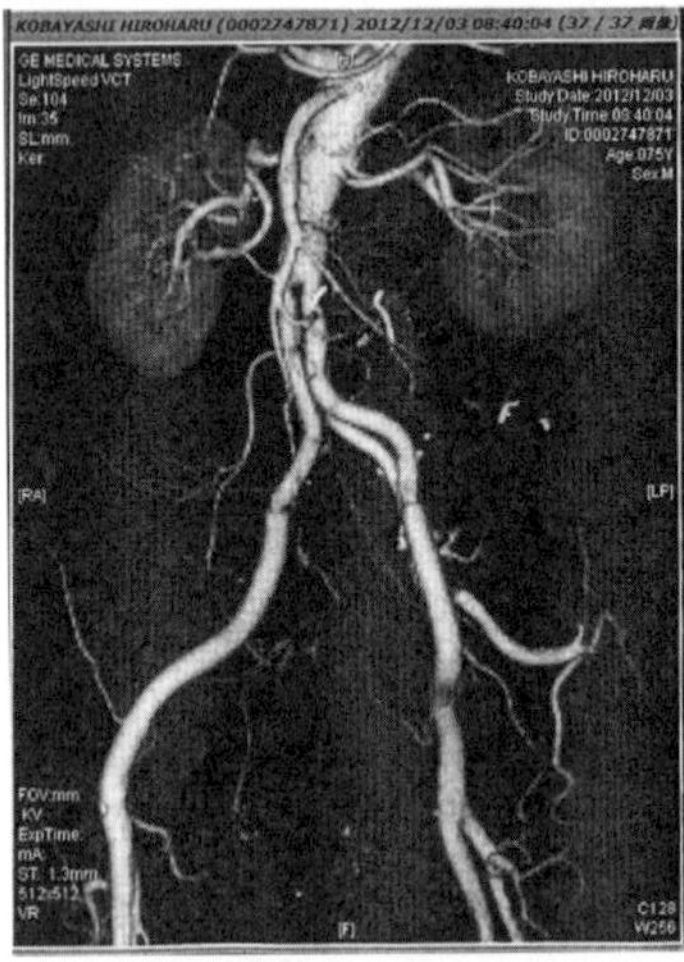

手術後の腹部大動脈と下肢部分が人工物に変わっている

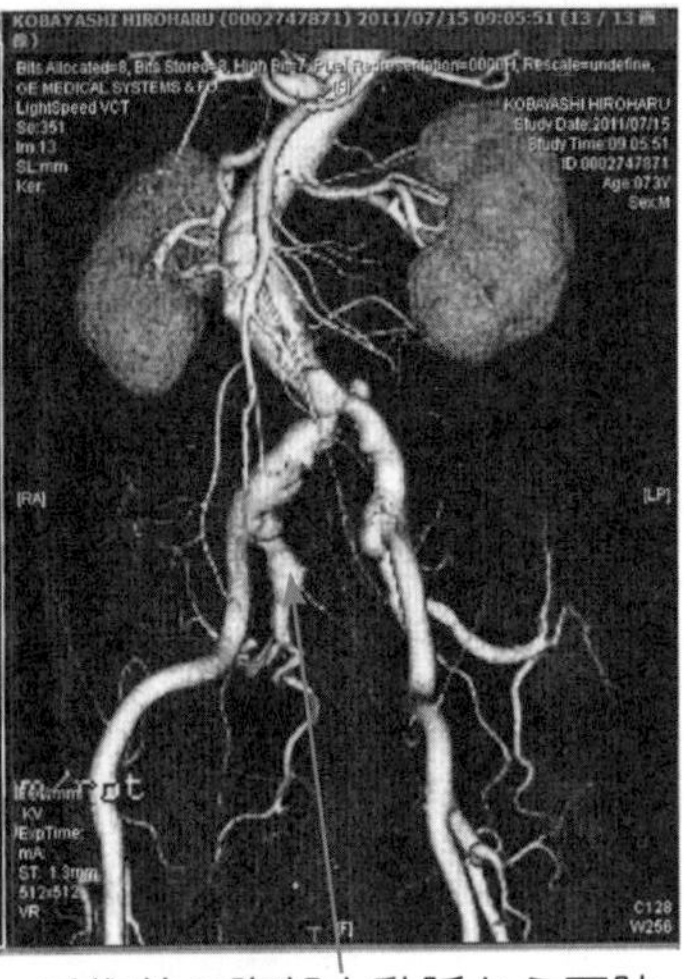

手術前の腹部大動脈から下肢の腸骨動脈

コピーして提出しています。ここには、前述の一か八かというような、無茶苦茶な、素人騙しのようなことは書かれていません。医学は科学的な根拠と実施によって確立していくのです。

術後のセカンドオピニオンの評価

術後、具合が悪く、診断や手術について、疑問を持つことがあります。そこで、術後、他の病院で意見を聞くという方法があります。しかし、術後は専門家でも、およそ快く受けてはくれません。専門領域の医師等には、学会や地域連携等で繋がりがあると考えなければいけません。まず、受けてもらえない可能性があります。また。同意して受けてもらえたとしても、名前を出さないことなど条件があり術後の意見を求めることは難しいものです。それでも、小林の場合は、K大病院の専門医他、有名な専門医の意見書を貰いました。

48頁上部の図は手術を決定づけた5月22日、G医師から渡された「甲A第5号証」です。48頁下図は翌年22日面談時にZ医師から渡されたものです。

手術の真相
2
腹部大動脈瘤の人工血管置換術

臨床研究という四分枝人工血管の比較実験だった

手術の経緯については、先に述べましたが、手術がどのように行われるのかを患者に告げず、偽りの病名で同意を取ったのでした。更に同意した手術「説明書」の日付は、何故か実際と一日違うものでした。

患者は、開腹し心臓から送りだされてくる大動脈を腎動脈下で遮断して腹部大動脈を切除し、人工血管に置き換えるという大手術の説明を受けることなく、気が動転していて渡された説明書の日付には気づかずサインしたのでした。

公立S病院が説明日を翌日の日付にしているとは全く想像もできませんでした。まさか命を預ける病院がそんなことをするとは思いもよらないことでした。

12月1日は木曜日、Z医師の外来診察日でした。

この日、12月2日は金曜日で患者は入院した日です。

それなのに、Ｚ医師は休診日で手術説明のため病棟の別室を用意し、そこで1時間以上に亘って詳細に手術説明しているというのです。これはウソで、当日、10時に患者が独歩で心臓血管外科病棟の指定された部屋に入院していたのです。これを証明する**入院時看護記録**（86頁）があるのです。

診断を下したＧ医師はカルテに真実の動脈瘤の大きさを記載しながらこれを隠し、故意に拡大捏造したＣＴ画像を渡して、「手術になります」と言ったのです。

更に、手術説明を命じられた執刀医のＺ医師は、カルテを見て「腹部大動脈瘤は42㎜」と知りながら、手術するため、手術説明書の病名をＧ医師と示し合わせ、捏造した大きさに合わせた「腹部大動脈瘤最大径約55㎜」として同意書にサインさせたのです。

病院の二人だけの心臓血管外科医師等が、このように（後述）してまで患者を騙して、手術適応のない手術を行ったのには理由があったのです。

医療行為は患者の治療のため、手術に際しては、医師が詳しく説明し、患者が理解したことを確認し、納得の上での手術でなければ手術は行ってはいけないことになっています。そして、患者に深い侵襲（苦しさや辛さ）を与えないように最善の注意をして手術にあたるのが原則です。

しかも、難しい、あまりやったことのない手術をするためには術前に手術の重大さを隠し、患者に逃げられるのを防ぐために、殆ど説明抜きの一連の細工を行ったのです。それだけ医師らがこの手術（臨床研究）に執着していたのです。

術後、日が経つに従って、体の不調が続き、手術の不信は増すばかりでした。何故真実を告げなかったのでしょうか。隠し通すことには理由があるからです。

始めは、歩行時の痛みと、大腸の不具合の原因が分かりませんでした。次第に、原因が手術にあること、どうして手術説明書に示したY型人工血管を使わず、説明書とは全く違う「四分枝人工血管」を使ったのか分かりませんでした。この手術は四分枝人工血管を使わなくてはならない手術ではないのです。説明をうけていないのです。

それに、何故説明書と違う四分枝人工血管を使い、再建する予定だったという一本の枝を使わず結紮し余分の人工血管は、三重に丸めて縛って、術後、観察が必要であると言いながら体内に放置したのかです。最初から病的な右内腸骨動脈は再建するつもりはなかったのです。それをわざわざ、四分枝人工血管を使ったのです。必要がないことを術前に宣言しています。正しい処置ではなく、問題を後に残したのです。

何故、四分枝を使うことにこだわったのか、全く理由が分かりません。あえて、考えるならば、四分枝人工血管を使うことを、販売企業との間に約束があったからに違いがありません。

同病院では、さかのぼる前年、院内倫研の了承の下に22カ月間、四分枝の人工血管を使ってY型と比較する臨床研究を行っていました。

Y型人工血管グループ14例と内腸骨動脈瘤のある四分枝人工血管組、14例の腹部大動脈瘤の手術成績との比較研究です。性別、年齢、手術時間、術後の病院死亡、出血量、退院までの日数、開腹手術後の感染の有無等。四分枝とＹ型との比較でした。手術適応がない腹部大動脈瘤の患者を適応にデッチ上げ四分枝人工血管を使った全く人権無視、倫理意識の欠けた医師らだったのです。

その論文の主旨

○我々は、病的腸骨動脈病変の合併したＡＡＡ（腹部大動脈瘤）手術症例に四分枝人工血管を**臨床使用**をしていること。
○腹部大動脈瘤の手術はＹ型人工血管の手術が殆どであること（85％以上論文から）。
○近来、腹部大動脈瘤人工血管置換術に加えて、ステントグラフト治療という選択肢があり、増えていること。
○四分枝人工血管を使うと、手術時間の延長や出血の増加が予想されること。
○動脈の剝離箇所が多く時間がかかること。
○腹部大動脈瘤の手術には末梢で吻合する血管が４カ所あること。
○冠動脈形成術後などの合併症例などでは、前日まで、アスピリンの内服を継続して手術をしていること。

○余剰となり、結紮処理した一分枝は長期状態観察が必須である。
○症例数が少なく、早期成績の検討であること。
○四分枝とY型人工血管との比較では、Y型と遜色がない。
○術後の管理が重要であること。

以上は、論文の要旨です。危険だけで全く意味のない臨床研究と思えるものでした。

小林の手術は右論文の主旨とピッタリ一致します。

このような事から、小林の手術は四分枝人工血管を使った臨床研究だったと分かったのです。執刀医である論文の主筆者（Z医師）自ら臨床研究と言っているのですから間違いありません。病院はこの事実を患者に隠していたのです。だから、今更説明できないのです。肝心の腹部大動脈瘤は手術適応ではなかったからです。選択肢としてステントグラフト治療がある、近年増えていると言っていますが、患者には説明していません。

この論文では、四分枝人工血管を使うメリットはほとんどありません。あまりやっておらずむしろ危険性が高く、問題が多いことを認めています。この記録を採った期間は、小林の手術直前までです（２００８年から２００９年10月まで）。

四分枝人工血管を使うことが目的だった

結局、手術目的は適応のない腹部大動脈瘤は手術の名目だけで、7月15日に行った造影CTで右下肢の右内腸骨動脈瘤28・6㎜が見つかり、この動脈瘤を30㎜にして、42〜3㎜の腹部大動脈瘤を55・5㎜の手術適応状態に捏造したのです。G医師はCT画像に数字を書きこみ、患者には「急拡大した、手術になります」と言ったのです。

ちなみに、当日7月22日、患者のカルテにはAAA42〜3㎜となっています。

このように無意味な、多岐にわたり難しいという手術が、ひそかに患者を選別して、行われていたのです。多数の患者が小林のように暗黙裡に実験台に使われ、中には死んだ者もいるというのです。

何故このようなことをしたのか、医療関係企業から四分枝人工血管の使用効果の検証を頼まれたからに違いがありません。そうでなければ、人を使った無意味な手術は行うはずがありません。論文にある利益相反なしとは言えません。

術後については、手術に使わず体内に放置した一本の枝の人工血管の観察は今後も必須だと言いながら、小林が術後1年2カ月、術後の後遺障害で通院していたのに、殿筋虚血による痛み、歩行困難については、手術とは関係がない、**脊柱管狭窄症**と言って、患者に対して行わなければいけないという術後の経過観察、痛みの治療は放置し、「**治療は終わった、後は紹介医**

に行ってくれ」と診療を拒否したのです。その後通院はやめました。

小林の手術は、後から考えると、理解しがたい不可解な事ばかりでした。

何故、手術説明日が実際と違い、翌日の日付になっているのだろうか、何故、動脈瘤の大きさを拡大して手術適応に捏造したのか、腹部大動脈瘤のY型人工血管を使った手術と言いながら、四分枝人工血管を使ったのか、右内腸骨動脈瘤の手術目的を隠し、大きさ28・6㎜を30㎜に捏造したのか、この右内腸骨動脈瘤の手術説明書が何故ないのか、手術手技図もないのに説明していると強弁するのか分かりません。

何故、裁判所は手術目的が右内腸骨動脈瘤にあったのに、適応のなかった腹部大動脈瘤の手術説明を使っても右内腸骨動脈瘤の説明になっているというのか。これも理解できません。右内腸骨動脈を結紮すれば、殿筋虚血で、間欠性跛行が起こるのは必須ではないでしょうか。

これが一番大きな術後障害、後遺症だと医師らは自らの論文で述べているではないですか。

腹部大動脈瘤手術では説明できないのです。

裁判は被告側弁護士の主導で行われ、裁判官は癒着していた

裁判所は、これらの疑問に何にも答えないどころか、法廷でZ医師と組んで、あたかも手術説明をしているかのように書いたシナリオに基づいて打った猿芝居を信じ、判決を行ったので

す。

本来、Z医師は、小林を診察したことはありません。カルテを見ているからといって診療しているとは言えません。重大な心臓疾患、冠動脈にステントを留置していることや、何度も開腹手術をしていることを診ていないのです。診ていれば開腹手術は避けるべきだと考えるはずです。いくら上司の命令であっても、手術する患者について話ぐらいはするでしょう。

手術説明が行われた日にちが違うのですから、説明場所や法廷の場での猿芝居のすべてがありもしない虚構だったのです。東京地裁医療集中部には、正義、公正、公平はどこにもなく、判断の根拠は被告側弁護士の主張をそっくりコピーしたものでした。

ただこの裁判は、裁判長の言うとおり、最初に筋書きを書いた被告側弁護士との談合の通り「棄却」という結論が先にあったのです。

多くの医師が言うように、小林の手術は経過をみるなり、右内腸骨動脈瘤を結紮するなり、コイル塞栓術で治療すればよかったのです。腹部大動脈瘤、右内腸骨動脈瘤を取ったことにより、下腸間膜動脈も犠牲にし、内腸骨動脈建側の左背部の腰動脈まで切断結紮してしまったのです。

腰動脈は、「肋間動脈に相当するもので、腹大動脈の後壁より出て第一腰椎～第四腰椎までの各腰椎の前面、次いで大腰筋の後ろを横走し、腰筋や前腹筋に分布します。また脊髄枝を出し、脊柱管内にも枝を送ります。」（「かずひろ先生の【徹底的国試対策】解剖学」ウェブ情報）、下腸間膜動脈も結紮することはなかったのです。

腹部大動脈瘤という病気

人の体は、心臓から送りだされた血液が大動脈という太い血管から体の隅々まで酸素とエネルギーを送り届けています。

この太い動脈本幹の弱いところに膨らみができ、その膨らんだ部分が拡張した部分を大動脈瘤と呼んでいます。動脈瘤は横隔膜の上にできたものを「胸部大動脈瘤」と言い、下部にできたものを「腹部大動脈瘤」と言って区別しています。また、大動脈解離は大動脈の壁に亀裂が入り血流が流入して動脈壁が裂ける怖い病気です。

小林の腹部大動脈瘤は腎動脈下部にできたもので、病名は、腹部大動脈瘤と言われました。手術方法は「Y型人工血管をもって手術」すると言われました。患者に知らせず実際に手術したのは、腹部大動脈瘤を含む腎動脈下部から臍の下で動脈が左右の総腸骨動脈に分かれた枝の内腸骨動脈までを開腹手術し、再建すると言うのを直前になって手技を変え、四分枝人工血管を、三分枝（一本の人工血管を使うのを止める）で施行したのです。再建を予定していた内腸骨動脈は縛っていたのです。

内腸骨動脈は臀部の筋肉と臓器を栄養しています。このため臀部への血流が止まり、殿筋が虚血状態となり、痛みのため歩く状態が跛行するようになったのです。

小林は、Ｇ医師から「今にも破裂する腹部大動脈瘤」と言われ、手術を受け、知らないうちに腹部大動脈から左右の総腸骨動脈から内腸骨動脈までの長い動脈を人工血管に換えられたのです。術後、具合が悪く調べた結果、腹部大動脈瘤は手術適応ではありませんでした。Ｇ医師から提示されたＣＴ画像55・５㎜は捏造したものと分かりました。カルテにも手術適応にならない42～３㎜と正しい数値を書いていたのです。意図的に動脈瘤の大きさを捏造したと証明できるのです。更に、手術説明に当たった執刀医Ｚ医師は右内腸骨動脈瘤の説明を怠り、当日、あわてて手術目的を説明書の右端に手書きで書き入れたのです。ですから、手術説明はありませんし、また患者の同意もありません。

Ｇ医師から渡された腹部大動脈瘤のＣＴ画像には55・５㎜と動脈瘤の大きさを示す白抜きの線と数字が書いてありました。更に執刀医のＺ医師は術前の説明書に病名として「腹部大動脈瘤（・嚢状型：最大径約55㎜）」と書いて、嚢状型の嚢の上にルビが打ってあり、これを説明時に強調したと言っているのです（説明書２／３：32頁）。そして全く説明も同意もしていない「右内腸骨動脈瘤」が、いつの間にか、病名らしきものになってしまったのです。驚いたことに被告尋問では、説明時に強調したという病名、「腹部大動脈瘤の55㎜」、ルビを打って「強調した嚢状瘤」は見ていない、目はそこに行かなかった、その時に55㎜とは言ってない、「単なる誤記（書き間違い）だ」と手術から２年余り経って、裁判になってから言うのです。

同意書1/3

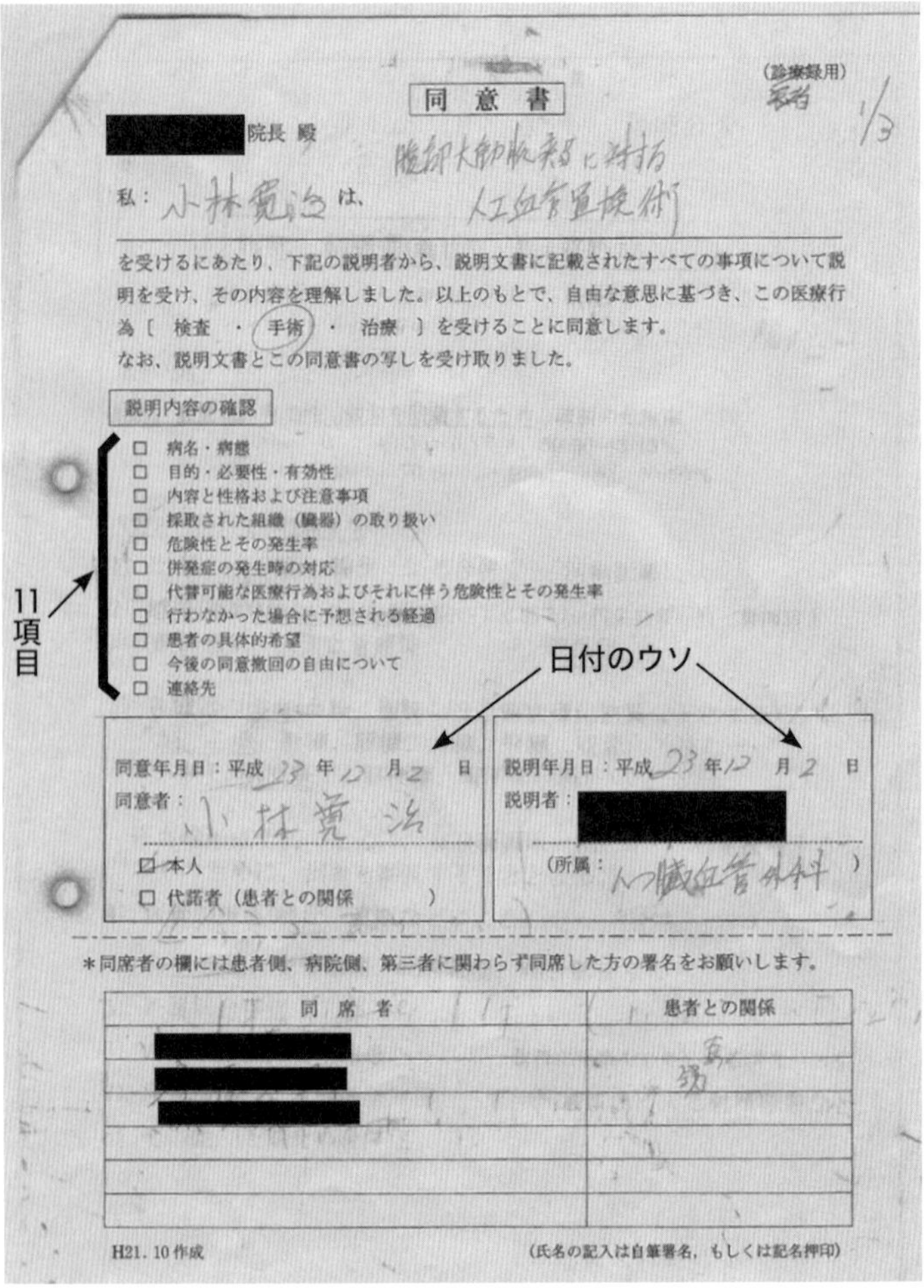

（診療録用）
1/3

同意書

[redacted]院長 殿

私：小林寛治は、胸部大動脈瘤に対する人工血管置換術

を受けるにあたり、下記の説明者から、説明文書に記載されたすべての事項について説明を受け、その内容を理解しました。以上のもとで、自由な意思に基づき、この医療行為［ 検査 ・ 手術 ・ 治療 ］を受けることに同意します。
なお、説明文書とこの同意書の写しを受け取りました。

説明内容の確認

- □ 病名・病態
- □ 目的・必要性・有効性
- □ 内容と性格および注意事項
- □ 採取された組織（臓器）の取り扱い
- □ 危険性とその発生率
- □ 併発症の発生時の対応
- □ 代替可能な医療行為およびそれに伴う危険性とその発生率
- □ 行わなかった場合に予想される経過
- □ 患者の具体的希望
- □ 今後の同意撤回の自由について
- □ 連絡先

同意年月日：平成23年12月2日
同意者：小林寛治
☑ 本人
□ 代諾者（患者との関係　　　）

説明年月日：平成23年12月2日
説明者：[redacted]
（所属：心臓血管外科　）

＊同席者の欄には患者側、病院側、第三者に関わらず同席した方の署名をお願いします。

同席者	患者との関係
[redacted]	

H21．10作成　　（氏名の記入は自筆署名，もしくは記名押印）

11項目は説明していない。

原告側弁護士から質問されたＺ医師は、内腸骨動脈瘤の説明は「腹部大動脈瘤」の手術説明で足りると開き直り、裁判長は、原告が提出した証拠の手術「説明書」を見ても、被告のために黙っていました。またＺ医師の説明の矛盾をおかしな答弁とも思わず、離れた場所にできた別々の動脈瘤（腹部と下肢）であるにもかかわらずこの説明書で説明していると認めたのです。腹部大動脈瘤と内腸骨動脈瘤が併存していた場合、適応があれば両者を同時に手術するという話は後になって聞いていましたが、動脈瘤のできている場所が別の分枝にできた動脈瘤です。腸骨動脈瘤と言う病名があるのです。

手術適応は右内腸骨動脈瘤のみだったのです。それも通常は経過観察で良かったのです。

手術説明書（２／３）

更に、手術説明書は、腹部大動脈瘤のひな形をコピーして当日必要な事項だけを書き込んだもので患者本人のものではありませんでした。当然、右内腸骨動脈瘤の手術説明の記載はありません。手技図も添付していません。裁判所はこれでも説明したというのです。説明書の何処に書いてあるのでしょうか。

大動脈は心臓から送り出されたときの太さは、胸部では30㎜程度で、腹部では20㎜程度といわれています。この動脈が胸部で１・５倍に膨らんだものを胸部大動脈瘤と呼び、それ以下の

説明書2/3

説　明　書

説明日：2011年　12月　2　日　　説明者：[redacted]　　2/3

日付のウソ

患者名：小林　覚治

病　名：腹部大動脈瘤(嚢状型；最大径約 55mm)

狭心症(カテーテル治療後；ステント術後)

バイアスピリン内服中

右内腸骨動脈瘤 φ30mm

説明内容：

目的，必要性，有効性；破裂を回避するため（破裂の危険率　%/年）

<40mm＝0%，40-50＝0.5-5%，50-60＝3-15%

60-70＝10-20%，70-80＝20-40%，>80＝30-50%

内容と性格および注意事項

1）出血　←　輸血(輸血による合併症… 別紙記載)

2）感染(細菌(MRSA などの耐性菌)による感染)←抗生物質→肝，腎機障害

創部感染，人工血管感染など　→　敗血症

3）各臓器の虚血(血栓，脂肪などの粥状硬化物質などによる)

脳，心臓，肝臓，膵臓，脾臓，腎臓，腸管，下肢など

→例）脳梗塞，心筋梗塞，腎不全(=透析)など

※血栓形成予防のために，血液凝固阻止剤(ヘパリン)を投与するが，

そのために，出血を助長することとなる.

4）血管の損傷(吻合，遮断などによる)

→　出血，動脈解離，吻合部瘤，吻合部狭窄など

5）術後肺合併症

6）術後腸閉塞，腹壁瘢痕ヘルニア→改善に手術を必要とする場合がある

7）尿管損傷による腎機能障害，下腹神経叢損傷による射精障害など

8）その他，予期せぬ合併症

日付のウソ、実際は12月１日、説明内容がない右内腸骨動脈瘤。アンダーラインは最初から付いていた。説明しながら付けたというのはウソ。

場合は動脈瘤とは言いません。病気ではないのです。腹部においても20〜25㎜（人によって大きさが違う）の動脈が1・5倍、30㎜以上になると、動脈瘤と呼ばれます。何故、大動脈の一部が腫れるのかは、血管の一部の壁が弱かったり、コレステロールが壁についたため血液の通り道が狭くなり血管壁を圧迫し拡張したとか、長い間たばこを吸って血管に悪影響を与えたとか遺伝的体質とか、理由はいろいろあるようですが、病的にとらえられ、手術を検討するまでには、相当に時間の経過が必要です。動脈瘤はある一定のところまでは、年間で1㎜程度拡大すると言われています。拡大したものは縮小することはありません。また、動脈はゴムのように柔らかく、一定のところまでは緩やかに拡大し、ある限度の大きさになると耐えられなくなり破裂するというのです。風船のようなものと考えていいと思います。限界は60㎜程度で、多くの病院では手術する基準のようです。S病院も例外ではありません。

最大短径は捏造画像だった

腹部大動脈瘤の瘤径と5年以内の破裂率は、5〜5・9㎝で25%、7㎝以上になると95%が破裂すると言われています。42〜3㎜では直ちに手術する必要はないのです。医学は科学だと言われていますが、当該病院の医師は科学的な判断ではなく、自分たちの都合で手術適応患者を作るのです。特に、この時期は臨床研究の持続に必要なモルモットとなる適当な患者を探していたのです。
病状は人によって異なりますが、術前説明及び執刀に当たったZ医師は、触診し、お腹に手術痕や拍動があるなど、検査して初めて手術準備ができるのに、一度も患者の診察をしていないのです。

動脈瘤の大きさは単に膨らんでいる部分の大きさではなく、最大短径というところの内径の大きい部分の短いところの内径（最大短径）を測ります（27頁参照）。小林は最大短径という言葉は聞いたことがありませんでした。小林の動脈瘤の径は動脈が少し曲がって太くなっている部分を選んで測ったもので、数字は意図的な目的を持って、あえて作り出したのです。

腹部大動脈瘤が破裂したら

山崎豊子氏の『華麗なる一族』の中に腹部大動脈瘤破裂の状況が詳しく描かれています。動脈瘤が破裂して苦しむ様子です。破裂した状態の部分を紹介します（要約）。

『昨夕、腹部動脈瘤で慶慈大学病院に緊急入院した大川一郎は、深夜に起こった多量出血で、一時、危篤に陥ったが、朝になって持ち直し、昼過ぎまで小康状態を保っていた。（少略）——不意に、まどろんでいた大川の口から、苦しげな声が漏れた。医師たちはすぐ枕元に寄った。「どうしました、痛いですか？」相馬教授が、聞いた。大川は首をふり、「小用がしたいー」と訴えた。大川の妻と早苗が、すぐ便器を差し入れかけると、松見医師は手慣れた看護婦に命じた。しかし、便器が差し入れられても、尿はなかなか出る様子がなかった。「出ないじゃないか！」思い通りにならぬ自分の体に、大川は細くなった濁声で苛立つように云った。意識はかなりはっきりしているようであった。（中略）しかし、容態は一向に楽観を許さず、血の気の失せた、土色の顔で仰臥し、酸素吸入を続けるベッドの周りには、血管外科の相馬教授の指示で、三、四名の医師と看護婦が付きっきりで、脈拍、呼吸、血圧、心電図などを絶えず、チェックしているとき、小用をしたいと言っても出ない。容態が落ち着き次第、手術して動脈瘤を取り除く、人工血管を入れると云うことでした、というと、それはムリでしょう。もはや、手術は不可能、ということはまた容態が悪化したというのですか、大動脈全体に硬化が著しいので、手術は危険な上に、左腹部にたまっていた血液が腎臓にもおよび、腹膜炎と同時に腎臓の機能も低下しているようです。今度出血が起こったら、非常に危険だと考えられます。（中略）「う、痛いー」「動脈瘤からの出血が再び起こったようですから、ご家族の方は、ベッドから離れて下さい」相馬教授は「直ちに輸血する、静脈切開の緊急手術の用意をするよう！」命じた。「血圧はどうですか」相馬医師が聞いた。「80～60、それに胸部にラッセル音があります。どうやら前回を上回る大出血で、腹部から胸部全体に血液が及んだようです」最高血圧が下がって、脈圧が少なくなり、同時に頻脈が起こるのは、出血性ショック特有の症状であった。やがて数分を経ずして、輸血用の血液瓶が新たに十本、運び込まれた。一本２００cc入りだから、その量は人間の体に流れる全血量のほぼ半分近い量であった。次に三人の外科医によって、大川の両肘、両足の静脈が切開され、血液瓶に繋いだカテーテルが、切開された静脈に挿入されると、大量の血液がどんどん輸血されて行った。しかし、それがもはや大川の命を取り戻すための輸血ではないことは、家族や万俵の眼にも分かりかけていた。（中略）「ああ大川先生の——早くおいでになった方がいいですよ、さっき、ラジオのニュースで、大川先生は再び重体に陥ったと云っていました」係員は、トランクの蓋を形ばかり開けただけで、税関を通した。「再び重体……どうも」鉄平はやっとの思いでそう云い、税関の外に出た。（中略）自動車が走り出すと、鉄平は秘書課員に聞いた。「はい、一時、持ち直されたのですが、一時間前、再び大出血を起こされ……」「で、助かる見込みはあるのか」「医師団の発表によると、最善を尽くして第一回目の危篤状態を乗り切ったように、今回も乗り切りたいが、腹部大動脈にできた動脈瘤の根源は、非常に古く、容態は極めて憂慮されるとのことです」（中略）病室に入った。室内の目が一斉に鉄平に向けられ、分けても、父の万俵大介の咎めだてるような冷たい視線を感じたが、かまわず、十数人の医師と看護婦が取り巻いている大川一郎のベッドに近寄った。「お舅さん——」鉄平は、そう呼びかけたが、後は言葉にならず、その場に立ちすくんだ。（中略）大川の面影はなく、苦悩の後を残した青白い顔が上を向いたまま、昏睡状態に陥っている。やがてそれまで動いていた心電図の棘波が直線に変わった。心停止が来たのだろう。瞳孔の反応も全くなくなった。「ご臨終です」
医師団を代表して松見医師が、家族たちに臨終を告げた。』

この文章は先に述べた、山崎豊子氏の『華麗なる一族』から腹部大動脈瘤の破裂した状況を要約したものです。腹部大動脈瘤に気づいていたが、もう少し早く人工血管置換術なり、ステントグラフト内挿術を行っていれば助けられた命だったのかもしれません。多くの医学書、論文を読んでも、このような具体的詳細な描写がなかったので要約させていただきました。腹部大動脈瘤は放っておくと危険な病気です。

腹部大動脈瘤と病名がついた時から破裂に至るまでは人によっていろいろ異なるようです。血圧が上がらないようにタバコをやめるとか、適度な運動、暴飲暴食などを自己管理するとか、動脈瘤が大きくならないように注意することが必要です。また、動脈瘤の形（形状）から、動脈瘤の一部分が餅を焼いた時のように突出したものは「嚢状型」とよび、血管が三層になっている一部の壁面が弱くなり突出したものを「嚢状」といい、動脈の壁面の層が切れて血の流れが壁層の間に入り込んでいる状態を「動脈解離」といってこれも破裂する危険が大きいものと言われています。

腹部大動脈瘤も動脈瘤の一部が突出したもの（嚢状）であれば、危険性は高いものです。しかし、紡錘状に膨らんだ（糸をつむぐ錘状に均等に膨らむ）のであれば、病名はそうであっても、危険性はかなり低く、医学的に手術をしてもいいという大動脈瘤・大動脈解離診療ガイドラインは55㎜以上とされています。実際の手術例からみると多くの病院では60㎜で手術をしているようです。ガイドラインでもハイリスクを60㎜として全身状態を評価して、低侵襲の治療を考慮するように定めています。検診等で早期に発見ができた場合は経過を診て、半年ないし1年に一度ＣＴで確認していれば、動脈瘤であっても状態は分かります。血圧の管理などで進行しないこともあり、手術にもならないで済んでいるのです。動脈瘤の患者は胸部、腹部を含めると実際には多数の患者がいます。

２０１９年度のある統計によると、腹部大動脈瘤の患者は３万９０９３名で破裂した患者が１０４８名、非破裂患者総数３万８０４５名。うち開腹手術患者１万６５９件、血管内治療ステントグラフト術患者1万５８１３件となっています。低侵襲の治療、ステントグラフト治療が多いことが分かります。現在、分かっているだけで腹部大動脈瘤は毎年４万人内外の患者に発症していることが分かります。経過観察中の患者数はかなり多い病気です。早期に発見し、健康管理をしていれば、必要な時に必要な治療を受けられ動脈瘤の破裂は避けられると思います。

手術の真相

3

作為的な診断と手術

２０１１（平成23）年３月15日、公立Ｓ病院心臓血管外科部長のＧ医師は、小林が持参したＴ病院のエコーを診て動脈瘤は40㎜内外だと言って、経過観察ですと言われました。そして念のためＣＴの予約を入れたのです。

しかし、次の単純ＣＴでは42〜３㎜、再度経過観察と言いながら、４カ月後の造影ＣＴでの診断は、本当は腹部大動脈瘤の大きさは変わらない（後にカルテ・放射線科レポートで確認した）のに急に55・５㎜になったと言って、ＣＴ画像のコピーに数字を記入したものを渡され「手術になります」と言われました。その画像には、55・５㎜×36・５㎜の線が引かれ数字が白抜きで記されていました。

Ｇ医師が本当は42〜３㎜と知っていながら、どうして手術適応の大きさにしたのか分かりません。また紹介されてきたためか、腹部大動脈瘤という病気について全く説明しませんでした。

カルテ記載の動脈瘤は42〜３㎜ですから同日のカルテには、患者へ説明したことに関して何も記載はありません。口頭弁論では「手術と言ったことはない」と否定しました。後になって、

「患者は手術するために来た」というのです。

これが事件の始まりでした。手術に同意しない小林に対して「手術しないなら来るな、年末まで持たない、破裂する」と脅して不必要な手術に同意させたのです。

手術説明は部下である執刀医のZ医師にさせると言って、自らは説明せず、患者にZ医師から説明を受けるように日時を指定しました。

12月1日、術前説明を受けに来た小林ら4人に対してZ医師は、外来でさんざん待たせた挙句、手術目的だけを話して、直ぐに同意書にサインを求めました。この説明書の病名「腹部大動脈瘤（嚢状瘤：最大径約55㎜）」はウソでした。

Z医師は手術説明書はカルテを見て書いたと言っていますが、カルテには42〜3㎜と書いてあり、これを知りながら説明書には55㎜と書いているのです。

G医師とZ医師は「四分枝で行けるね」とY型人工血管手術の説明書を示しているにもかかわらず四分枝人工血管を使う手術に既に同意していたのです。だから、カルテと全く違った数字を「説明書」に書いたのです。

Z医師は術後、「手術説明書の病名は、パソコンに保存してある腹部大動脈瘤手術のひな形を使って書いた。見直しはしない。だから誤記だ」と言い張っているのです。それでも躊躇することもなく予定通り手術をしたのですから、患者を騙して同意を取った医師等の責任は重大です。

また、小林に行われた手術の目的は腹部大動脈瘤治療ではなく、本当に治療すべき目的は腸骨動脈瘤の手術であり、わざわざ手術の難しい四分枝人工血管を行うためであったのです。

手術説明書には人工血管はY型（二股）の人工血管を使う手技図（説明書3／3：33頁）を示しながら、実際には四分枝人工血管を使い、手術直前の手術室で右内腸骨動脈瘤の再建をあきらめ、三分枝の術式を宣言して行ったのです。右内腸骨動脈瘤は場所的に再建することが難しかったのです（細いという理由：Z医師）。これは術前準備が十分に行われていなかったか、手術を軽視して不十分な検査の中で手術が行われていた証拠です。これから行われる手術の重要性の認識が欠けていたのです。

更に、腹部大動脈瘤は、大きさもウソ、形状もまたウソ、手術するために「適応」をでっち上げたのです。

普通、手術前には血流をサラサラにするアスピリンの服用は、前もって止めるのが常識といわれていますが、小林の手術には、あえて直前まで服用させせました。このため、手術中に大出血を起こしました。原因は、手術において動脈を露出させるため被膜を剥離する過程で、下大静脈、総腸骨動脈、内腸骨静脈等を損傷したための出血で、死ぬほど大量出血し、死ぬほどの状態になったのだと思います。

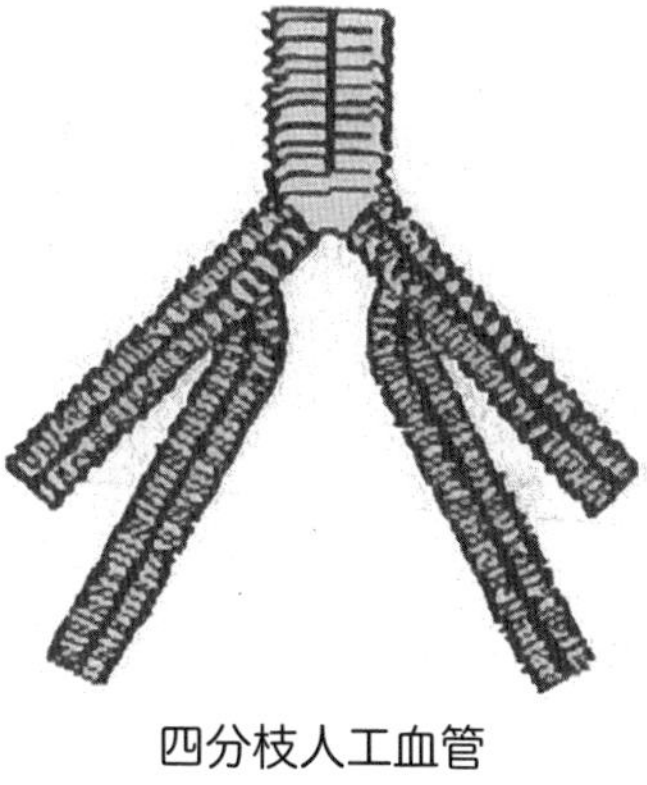

四分枝人工血管

この手術では剥離箇所が多く慎重を期さねばならないことを知りながら、四分枝人工血管置換術をあえて行ったのは、前年に行われていた「臨床研究」の四分枝人工血管置換術と通常行われているY型人工血管との比較研究のため、手技訓練の延長線上にあったのです。研究期間終了後のモグリの、同意なき臨床研究だったのです。

小林は、術後の状態が悪く何度もZ医師の診療に通い、歩行困難の原因を聞きました。返事は要領を得ず次第に不信が募りました。後に、カルテを見るに至って騙された手術だと気づきました。

何か隠された理由があり、最初から手術対象患者として狙われ、そのために細工をしたと確信しました。

病院の採るべき道は、一つだけ。患者を使って行った人体実験を認め謝罪するしか方法はなかったのです。

それを、**「患者の病気は完全に治っている、この患者は金目当ての不逞の輩だ」と病院議会で議員の質問に対して、安全管理担当の副院長が答えています。更に訴えられたら「徹底的に戦う」と病院議会で質問に答えたのです。**

自らの不祥事を隠し通すために、患者の記録を改竄、捏造し、証拠を隠し、追い詰められて、隠していた手術記録を後から出してきた卑劣な事実、説明日を一日後にずらして、その上に、被告側弁護士が大胆にもありもしない「架空の物語」を書き、法廷において猿芝居を打ったのです。

原告の提出したこれらの証拠は、東京地裁の医療集中部の裁判長によってすべて無視され、被告側弁護士の言いなりになった裁判長の裁定で、訴えは「棄却」されてしまいました。裁判官は誰かが喜ぶためにどんなに間違った判決をしても、責任を取らなくてもいいことになっているのです。不当判決で被害に遭った原告は、裁判長の責任を追及することができない仕組みになっているというのです。

4

手術説明書も捏造したものだった

2011（平成23）年**12月1日**午後、Z医師の外来診察室で、診察待ちの患者の合間に呼ばれて、患者の小林、妻、妻の甥、妻の友人4名は診察室に入りました。

Z医師は、用意していた三枚複写の説明書を小林に渡して、開腹して大動脈にできている瘤を切り取って人工血管に取り換える手術だと言われました。

渡された説明書は3枚1組で、日付は12月2日、1枚目（1／3）は、病院長宛の**同意書**になっていました。私［小林寛治］は［腹部大動脈瘤に対する人工血管置換術］を受け……手術に［同意］すると、**既にZ医師の手書き文字で書いてありました**。下の枠内左には同年月日、［**12月2日**］と日付が入っており、右側には同日付で、説明者：［Z医師］所属：［心臓血管外科］と書いてあり、左側下欄の署名欄は空白になっていて、ここに小林が自署するようになっていました（□はすでに手書きしてあったものです）。

小林の名前、同意書類は出来上がっていて、下欄の空白に自署するだけになっていました。左側の説明内容の**確認欄11項目にはチェックが全くありません**。説明をしていない証拠です。

更に2枚目（2／3）の説明書には、「病名　腹部大動脈瘤（嚢状型：最大径約55㎜）」と書いて嚢の字を丸で囲み、上にドットが打ってありました。このほか、説明書の目的、必要性、以下については、説明はしませんでしたが、丸で囲んだ文字、アンダーラインを引いたところがありました（前掲説明書2／3）。説明する前に、既に印はついていたのです。

診察室で説明時のことについて、陳述書ではZ医師は、説明しながら、交互にアンダーラインや印をつけながら説明していると言われました。しかし、小林の手に渡されている説明書（62頁）には、アンダーラインや丸で囲んだ文字はすでに書かれていて、交互に説明しながら印をつけることは絶対に不可能です。説明書は患者の手元にあるのですから筋が通りません。

また、Z医師は陳述書で手術説明をした場所は、病棟の別室で1時間以上にわたって説明したと言い換えました。

人証調べで被告側弁護士が小林に、Z医師と初めて会ったのは何時かと質問をしてきました。小林は、12月1日、初めてZ医師に会ったと答えました。

手術を受けることは、既に11月8日にG医師に返事をしていましたので、Z医師の手術目的を聞き、説明書に同意のサインをしたのでした。この時小林にZ医師が説明したのは、手術目的だけでした。手術の手法その他術後の合併症などについては説明していません。小林が特に聞いたことは手術時の死亡リスクと代替治療についてだけです。

被告側弁護士は、Z医師が手術について詳細に説明したと言わせたいので、いろいろな口調で言葉を変え、引っ掛けた質問をして、被告側弁護士が思うような証言を引き出そうと鎌をかけてきたのです。

被告側弁護士「陳述書ではG医師から『55・5㎜に拡大しているので手術になります』と聞いたのではなく、今確認させていただいた記述をみると、嚢状型で破裂の危険が高いから手術だと言ったと読めるのですが、その理解でよろしいでしょうか」

小林「G医師から嚢状瘤という言葉は聞いていません。腹部大動脈瘤のCT画像を渡されて、『腹部大動脈瘤が拡大した、手術になります』と言われたのです」

被告側弁護士は、手術目的を動脈瘤の大きさではなく一部が突出した**動脈瘤の形状**だと言い換えたのです。

この質問は、どうしても、被告側弁護士がZ医師を説明責任から逃すための質問でした。訴訟は、手術してから既に2年も経っていました。被告側弁護士は（カルテに記載の42～3㎜をもって）腹部大動脈瘤55㎜は〝誤記〟だったと手術をしておいて言っているのです。**腹部大動脈瘤55㎜の説明書を渡して手術をして**置いて、厚かましくも「誤記でした」、で済まされるのでしょうか。

この日、12月2日は、小林は午前10時には入院手続きを終えて病室にいたのです。**病棟の看**

護師の入院時記録（86頁）に入室時間と患者が一人で歩いて来たと記録があるのです。12月2日に、術前の手術説明ができるわけがないのです。

カルテも入院か説明日か、わけの分からないように12月1日だけは電子化したという欧文で書かれNew Admission医事用語では入院と取れます。入院時家族の来院あり、（本人、妻）へ説明したとあります。術前説明書の日付が12月２日ですから、明らかに改竄してあります（83頁参照）。

被告側弁護士はこの事実を知っていながら、12月２日でないと、すべてがウソのデッチあげだと分かってしまうため具合が悪いので、このような罠をかけた質問をしてきたのです。これに対して原告側弁護士は、異議を申し立てて、反論するなり、引っ掛け質問を止めさせなければ原告は言葉に詰まります。原告側弁護士はそのために居るのです。被告側弁護士は何とかして原告の言葉尻をつかもうとしているのです。

原告側弁護士は反論せず黙って聞いていました。弁護士は依頼者を守り、被告側弁護士の不当な言いがかりや、屁理屈には積極的に反論すべきです。これをしないと、被告側弁護士の言いなりになってしまいます。

原告側弁護士は医療裁判に不慣れのためか、下手な反論をして被告側弁護士からの噛みつくような反論が怖かったのか、異議を申し立てなかったのです。原告敗訴の原因の一つでした。

術前説明日のカラクリ

小林は、G医師から手術について同意の決断を迫られ、手術することに悩んでいたので、紹介してくれたかかりつけ医に相談し「様子を見たら」と言われ、何処もおかしなところがないものですからどうするのか迷い同意しませんでした。

手術の宣告を受けてから（宣言は7月22日）4カ月以上経った11月8日、かかりつけ医からの説得に従ってG医師に「手術を受けます」と返事をしました。すると「12月1日に執刀するZ医師から手術説明をする、私は手術をしないが、（手術に）立ち会います」と言って、G医師のパソコンからZ医師に指示を入力し、術前説明日が決まったのです。G医師の電磁記録（パソコン）を見れば事実か否かは確認できます。

G医師は私は手術はしないと言いながら、実際は指導者として、また第一助手として手術を行っていたのです。手術の責任をZ医師に転化したのです。

12月1日、Z医師の外来診察室前で、小林達4人は呼ばれるのを待っていました。マイクで呼ばれ診察室に入りました。

Z医師には、一番心配していた手術のリスク、死亡について聞きました。Z医師は、説明書に書いてある、目的、必要性、動脈瘤の大きさと、破裂の関係について、説明書に書かれている紡錘型を例にとって読みあげました。また、小林は手術による死亡率と他に選択肢はないのかを質問しました。手術時の死亡率は０・５〜１％であることを説明されました。死ぬかもしれない確率は1％内外だということを手技図（３／３）で説明されました。手術以外の選択肢についてはステントグラフト術が書いてあるのに、質問すると「うちではやってない」と言って説明はしませんでした。

今は何の障害もないのに、手術によってどうなるのか、術後の安心・安全が保障されるのか、大きな不安を覚えました。それで死ぬリスクについて質問したのです。

Z医師は、ここでも患者にウソを言ったのです。手術による死亡リスクは、説明書に書かれている紡錘型ではなく、病名に嚢状型と書いてルビを打ってある形状だと言い換えてきました。

この手術説明書（２／３）では、瘤形（形状）を紡錘型として書いてあり、当日のZ医師の説明はこれに従って話されました。しかし裁判になっては嚢状型として説明したと主張しています。書いてあればたとえ十字足らずでも、説明していると言い（右端の右内腸骨動脈瘤Φ30㎜）、書かれていることも不利なことは否定しているのです。

裁判長も被告側弁護士の言い分は、そのまま認めているのです。

Z医師の説明はここまでで、説明時間は10分程度でした。

説明は、手術内容と性格及び注意事項の㈠〜㈧まで書かれていましたが、手術目的だけで、他については説明しませんでした。

そのあと直ぐに1枚目の病院長宛の同意書にサインを求められました。小林は、既にG医師に手術の同意を伝えていましたので、求められるまま、手元の下欄左の空欄にサインをしました。同意書にはすべて必要事項はZ医師の手で書きこまれていました。同行者もサインをするように言われたので説明書を回して、サインした書類をZ医師に渡しました。Z医師は一部を返してくれました。3枚目の術式は全く説明しませんでした。右側半分には手術の予定日、代替治療としてステントグラフト術があると書いてあり、手術予定日は5日、もしくは7日になっていました。

説明は、これで終わりでした。次の患者が呼ばれ、仕方なく退室しました。Z医師の外来診察室にいた時間は10分足らずの短い時間でした。小林は、G医師がZ医師の診療予定外に小林の術前説明を入れたために、時間が取れないのだと思いました。しかし、これも手術するためのG医師の作戦で、時間をかけた詳しい説明ができなくするための理由があったのです。

腹部大動脈瘤の手術は特に大手術だと、心臓カテーテル検査を受ける直前にT病院の看護師から聞いていたので手術説明を受けることに、恐怖心と手術の怖さを想像していました。12月1日、説明時に渡された説明書になにが書かれているか、本当は分かりませんでした。

この時に、説明書の日付が翌日になっているなんてことは全く予想もしていませんでした。当然、説明しているその日だと、疑いも持たなかったのです。かえって早く説明が終わったのでほっとしたことを覚えています。

手術することはG医師から言われていたので、覚悟はしていました。なにを聞くべきか、死ぬことより他に、質問などはありません。前もって説明書を渡されていたとしても、医学に素人の患者には分からないものです。

後になって見れば日付を変えたことに理由があったのです。小林にとっては、まさか、説明日の日付が翌日になっていたとは、訴訟をした後まで、全く気がつきませんでした。まさか、医師が書いた説明した日が翌日の日付になっているとは、本当にまさか、あり得ないことでした。

裁判所では、捏造であれ、偽造であれ改竄していても、医師らが書いた文章は正しいもので、被告側弁護士の言葉も信用できるというのが前提になっているのです。

また、患者に説明しなくても、説明していると言えば、それが説明したことになるのです。書かれていないことも、弁護士の言葉とウソの作り話を、尤もらしく言えば、これが裁判では証明したとして認められてしまうのです。これが弁護士の手腕と言うのでしょうか。

これは原告側弁護士が筋を立て、証拠をもって弁論の力をもって強力に反論しなければ被告側弁護士の言い分が通ってしまうのです。いくら原告側弁護士が証拠は証拠だと言っても、裁判官が認める真実と実際の証拠によって示される真実とは違うのです。裁判官が真実と認めれば、それが真実になるのです。

裁判所は原告の出した証拠はまったく認めません。裁判とは実に恐ろしいものです。黒いものが裁判官次第で公然と白くなってしまうのです。

想像もできないことを平然とやる被告側弁護士は、胸につけたバッジは、公正と社会正義の実現のためではなかったのです。診療記録の改竄、証拠の隠蔽、悪質な作り話、すべてが創作なのです。手術記録も要求するまで隠されていました。被告側弁護士は仕事のため、金のためなら平気で作り話という不正なことまでするのです。原告は一つ一つウソだと認めさせなければならないのです。しかし裁判官は訴訟指揮権をもっています。自分の裁量によって処置できるのです。これが何の罪にもならないのだから不思議としか言えません。

Z医師は、術前説明日について、12月2日、自分の休診日（金曜日）に病棟の別室で1時間以上、ディスプレイに動脈瘤の画像を映して計測しながら説明した（陳述書）、と言っています。説明場所について、口頭弁論期日終了後に原告側弁護士が、説明したという場所を見せてくれ、と現場の見学を申し入れました。被告側弁護士は、病院側に確認してから返事をする、と答え、数日後に日にちを指定して、病院職員H氏に案内させるとの返事がありました。指定された日の時間に病院に行くといつもの管理課職員H氏が、外来診察室と術前説明した病棟の別室という部屋を案内してくれました。この部屋は、小林が入院中の手術前日に麻酔科の医師から麻酔についての説明と、輸血について説明を受け、同意書にサインをした場所でした。部屋には机が一つで狭く、小林ら4名とZ医師がようやく入れるかどうかの小部屋でした。

パソコンやモニターなど展示して画像を見せながら計測説明したというのは物理的に無理だと、完全に作り話と証明できました。

改竄された12月１日の電子化したカルテ

1 / XII /'11 New Admission

Clinical diag : #1.腹部大動脈瘤(infra-renal type)
#2.狭心症
#3.血圧症
#4.高脂血症
#5.耐糖能異常

c.c : 腹部 CT 異常陰影、腹部拍動性腫瘤触知

P.I,P.H,F.H については前述とする。

A/P)

12/7 手術施行予定。手術に必要な検査追加施行。
入院時家族来院あり。手術に関する説明施行。
→(本人、妻、　　　　　)へ説明とした。

入院と読める、この日だけ電子化したカルテ

12月１日、家族来院ありと明記している。明らかに、12月２日は手術説明書と違っている。

Z医師の外来診察日も木曜日で診察室も以前と変わっていませんでした。

後になって、一緒に手術説明を聞きに行ってくれた同行者に12月1日だったか2日だったか確認したところ、12月1日は月替わりの日で、会社の休みを取って行ったのだから忘れるはずがないと言われました。Z医師が妻の友人に対して「何故、関係のないものが入っているんだ」と怒鳴りつけた場所が外来診察室だったのですから、忘れられるはずがありません。説明を聞くためについてきた人に対して声を荒らげ、怒鳴ることはなかったのです。

何か、苛立つ、心に係るものがあったのです。

> 前頁のカルテには2011年12月1日、医事用語ではアドミッションは入院と読めますが、A/P）以降には手術に関する説明施行、家族来院あり、本人（妻　）へ説明したと記しています。しかし、病院は手術説明を12月2日と主張し裁判所も無視でした。これが事実です。S病院の主張は全部ウソなのです。入院時看護記録は12月2日、入院時間10時と記録があります。

Z医師の外来診察日は毎週木曜日でした。12月1日は、木曜日で、2日は金曜日で、朝9時に1階の入院受付で、入院手続きをして、病棟の看護師の迎えを待って、看護師と一緒に病室に入りました（86頁の入院時看護記録参照）。

12月３日、４日の手書きのカルテ。12月２日のカルテはない

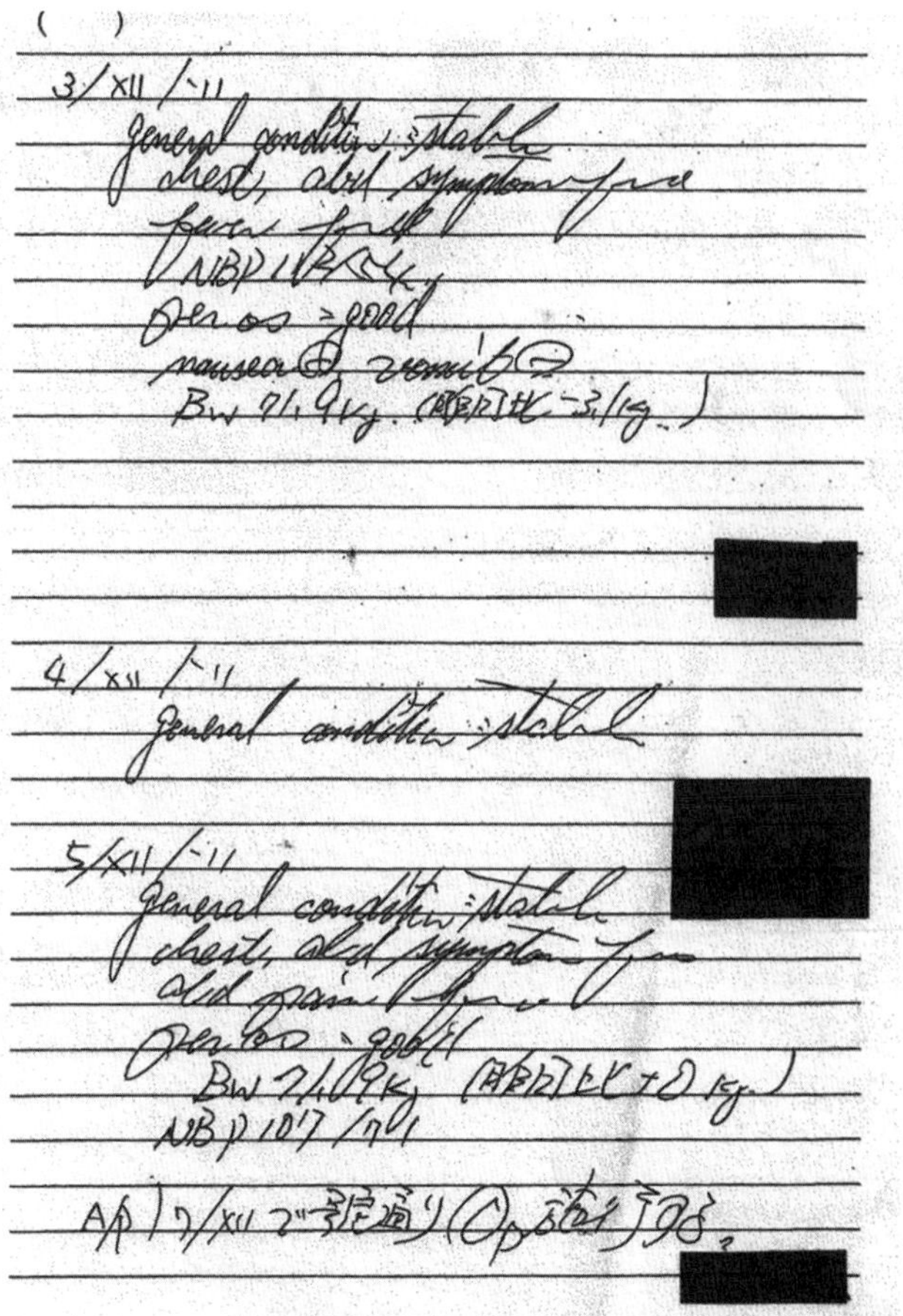
( )
3/XII
general condition: stable
chest, abd symptom free
fever free
per os: good
BW
[redacted]
4/XII
general condition: stable
[redacted]
5/XII
general condition: stable
chest, abd symptom free
per os: good
BW
NBP 107/71
[redacted]

電子カルテから、手書きになった。２日が入院日、カルテは無くて、３日、次に４日、５日となっていて、電子化したというのは12月１日だけだった。

入院時看護記録　心血外　科　心臓血管センター　病棟　入院　平成29年12月2日

フリガナ　コバヤシ　ヒロハル 氏名　男・女 小林實治	M・T・S・H 12年11月18日生 年齢　74才	血液型（　）Rh（　）→ 12/3 2-3 HBs抗原（−・+） HCV（−・+） WaR（−・+） HIV抗体（−・+） その他
診断名 腹部大動脈瘤 AAA	主治医　バタト 記載看護師　[redacted] 担当看護師	
入院時間　10時00分 入院方法　独歩・杖・介助・車椅子・輸送車		入院時の身体状態 体温：35.4℃　SPO2 97% 脈拍：54回/分　整・不整 呼吸：　回/分　規則・不規則 血圧　右 115/61 mmHg 左 94/61 mmHg 身長 163.9 cm　体重 75.0 kg 意識障害：無・有 JCS（　） GCS（E　V　M　） その他（　） 言語障害：無・有 運動障害：無・有 麻痺R（　） L（　） 瞳孔 右（　mm）・左（　mm） 対光反射 右（　）左（　） 話し方：明瞭・不明瞭・ つじつまが合わない その他（　） その他の状態
≪主訴≫ 特になし ≪現病歴≫ 今年の1月健康診断にて 上記診断される。 手術 Ope目的にて当院紹介される。 本日Opeのため入院。 ≪備考欄≫ 緊急時必要な情報・追加既往歴・説明に対する反応など		

12月2日の術前説明はありえないのです。病院側、被告側弁護士は、説明責任を果たしているがごとく、様々な工作を行っていたのです。電子化途中だと言いながら12月1日だけを電子化したのです。

これを証明するのは、簡単なことです。病院の心臓血管外科・入院時看護記録を見れば明らかです。12月2日、午前10時、独歩で病棟に来たと書いてあります。12月2日に、手術説明ができるわけがないのです。

何処に、12月2日に手術説明を行ったという証拠があるのでしょうか。

肝心の12月2日のカルテはなく、3日のカルテになっています。これは、電子化したものではなく、手書きになっています。電子化したと言うのはこれまた、小林に渡すため上司からの指示で作ったウソだったのです。

説明責任を回避するために、被告側弁護士は、法廷で原告側弁護士からの原告尋問で12月1日が手術説明日であると言うのを聞いていながら、また原告の陳述書を読んでいながら、これを無視し、法廷の原告尋問では、次のように質問を変えています。

被告側弁護士「セカンドオピニオンのN先生も『手術しますね』とおっしゃられていますね」

小林　「手術適応は右内腸骨動脈瘤だ、と言っているのです」

被告側弁護士「であれば右内腸骨動脈瘤は死亡する可能性があるのだから、何らかの治療が必要だとは思いませんか」

小林　「私はG医師から腹部大動脈瘤を手術しないと破裂すると言われて手術に同意したのです。この時に、右内腸骨動脈瘤の話はありません」

被告側弁護士「S病院では『破裂する危険があるから手術が必要です』と言われていましたよね」

小林　「それは腹部大動脈瘤が55・5㎜のことです」

被告側弁護士は手術説明で、右内腸骨動脈瘤の手術について、Z医師が説明していることを、言わせるためにいろいろ言い方を変えて一つのことを質問しているのです。右内腸骨動脈瘤が本当の手術目的だったのです。医師等は説明も同意も取ってないことを隠すため、どうしても、説明を受けているよう執拗に攻めてきます。

被告側弁護士「右内腸骨動脈瘤について、『死亡する危険性がある』と言う先生がいるのに手術を受けないというのは何ですか」

あくまで、小林が説明を受けていない右内腸骨動脈瘤について、どの先生が言ったのかを言わずに、質問してくる。

小林　「どの先生も言っていません。弁護士さんが勝手に言っているだけです」

突然、裁判長が、話に割って入ってくる。
裁判長　「今は仮定の話をしているんです。代理人（被告側弁護士）は当時の話ではなく、仮定の話として、右内腸骨動脈瘤を放っておくと死亡の確率があると言われているのに何故手術をしないという選択なのですか、ということを聞いているのです」

裁判長も仮定の話でも、右内腸骨動脈瘤の手術について小林から言質を取ろうと、被告側弁護士に加担して手助けしてくる。原告は知らないうちに手術をされたのです。病院は手術を正当化するためには、手術適応といわれる右内腸骨動脈瘤しかないのです。これについては、説明書2／3の右端に、当日慌てて手書きで書きこんだ「右内腸骨動脈瘤Φ30㎜」だけで、死ぬことがあるのだから、もありません。説明書は「腹部大動脈瘤最大径55㎜（同意書『腹部大動脈瘤に対する人工血管置換術』）」ですから、これが右内腸骨動脈瘤の手術説明を証明するものではないのです。聞いてもいないのに、裁判長までもが割り込み、仮定の話としても放っておくことはないじゃないかと言う。全くどういう病気か、なぜ手術なのか説明を受けていないのに、仮定でも答えろ、とはどういうことなのでしょうか。裁判長は完全に、被告側の人間になっています。

小林　「説明も受けていないし、死亡するということも聞いていません。聞いてもいない仮定の話をだして、右内腸骨動脈瘤を放っておくと死亡の可能性があると言われて、手術を正当化しようとするのですか。私は右内腸骨動脈瘤の手術について説明を受けていません。手術を受けなかったら、その手術を受けなかったと言っているのです」

被告側弁護士「じゃあ、術前、どういう説明を受けていたら、その手術を受けなかったとおっしゃるのですか」

小林「私は望んで右内腸骨動脈瘤の手術を受けたのではありません」

被告側弁護士「答えになっていません。どういう説明を受けたらと、私は質問しているんですけど」

小林「だから、手術説明もしていないのに、どういう説明をしたら、と言われても、私には、全く言われていることが分かりません。無理な質問です」

被告側弁護士「今おっしゃっているのは、『何処の部位を手術するという説明があれば手術を受けた』という趣旨ですか」

小林「仮定の話じゃあ分かりません」

被告側弁護士「あなたは、『説明があれば手術を受けなかったはずだ』とおっしゃっているのですか」

小林「ええ、そういうことです。説明があれば受けたかどうかは、その時の説明内容を聞いてからの判断です」

小林は、腹部大動脈瘤の手術については同意しています。しかし、Z医師から、右内腸骨動脈瘤の手術について全く説明を受けていないし、説明したという書類も証拠もありません。G医師の強い手術要請があり、紹介医からの説得に応じG医師に同意すると言ったのです。1枚目の同意書「腹部大動脈瘤に対する人工血管置換術」にサインをしただけです。被告側弁護士は、小林の口から説明を受けたと言わせるための質問をしているのです。

原告側弁護士は、何故、このような分からない質問を「意義あり」と言って止めないのでしょうか。

裁判長は、**面談で隠していた腹部大動脈瘤の手技図「手術記録1／2、2／2」**を証拠として追加していることを知っていながら、これには触れず、裁判長は被告病院は手術説明したと言っているのです。どこを指して説明していると言えるのですか。この裁判で原告の出した証拠はすべて無視、被告側弁護士の言いなりになっているのです。

被告側弁護士「そうであれば、『これこれの説明があれば、手術を受けます』と納得ができる説明とはどういうものですか」

小林　「私は医者じゃない。手術が必要なら、患者が納得できる説明が必要だった、それが手術をする医者の説明責任だと言っているのです」

被告側弁護士「医者じゃなく、あなたのお気持ち、お考えを聞いているのです」

小林　「そう言われても、困ります」

被告側弁護士は執拗に、説明していない右内腸骨動脈瘤について質問してきますが、次第に腹立たしく馬鹿らしくなってきました。

小林は、右内腸骨動脈瘤の手術について、何処にも説明文書がなく、全く説明を受けていません。医師等は四分枝の人工血管を使って、腹部大動脈瘤から下肢の総腸骨動脈、右内腸骨動脈瘤の手術をしたのです。原告は医師等に説明責任があると言っているのですが、通じません。裁判長も（説明していないことを）説明していると言い、取り上げず、原告の言うことは聞いてもらえません。とにかく数ある証拠はすべて無視。被告側弁護士の口車に乗っているのですから始末が悪いのです。

被告側弁護士は勝手なことを言いますが、一つも証明できるものはないのです。Z医師等がしてきたことを、本来はどのように説明したか、説明するのが被告等です。重要なことは隠しているのです。原告は訴えの根拠である証拠を提出しているのです。

手術説明は、あくまで手術する医師側が行うべきです。まともな診察をしていれば手術の必要はなかったのです。企みがあるから、説明ができないのです。

裁判長は、右内腸骨動脈瘤の手術説明はどこにも書いてありませんが、書いていないことも書いてあると認め、右内腸骨動脈瘤は放っておくと死ぬと勝手に解釈し、死ぬ確率が高いといい、説明書のどこにも書いてないのに、既に説明していると認めているのです。おかしな裁判です。この問答から、被告が説明責任を果たしていると誰が判断できますか。

公立Ｓ病院のカルテ等書類からも、医師等の陳述書、小林の陳述からも、被告らの主張は偽証の上に築いた空中の楼閣であることは明らかなのに、東京地裁医療集中部の裁判長は病院側に勝利の旗を挙げました。

医療裁判は全く公平・公正を欠いています。本来、裁判所は医療側に不正があっても、最初から認めていないのです。

5 計画的に仕組まれた手術

法廷での証人G医師と原告側弁護士との問答

原告側弁護士「ところで、陳述書には、手術についてルーチンとして小冊子を用いて視覚的に説明している、という記述があるんですが、原告にそのような説明をしたんですか」

G医師「説明はしていると思いますけれど、詳細には覚えていません」

原告側弁護士「説明はしているだろうと思う、ということはルーチンだからと、そのような趣旨ですか」

G医師「そのとおりです」

原告側弁護士「では、ルーチンでどのような説明をするのか教えていただけますでしょうか」

G医師「腹部大動脈瘤の適応ということですか」

原告側弁護士「今回の患者さんについて、小冊子を用いて視覚的に説明する場面では、どのような説明になるんですか」

G医師　「それは手術の内容ですか」

原告側弁護士は「手術の内容にせよ、他にもあれば、お話しいただきたい」と質問を繰り返すが、小冊子で視覚的に分かり易くというが、絵に描いた冊子のことか。いずれにしても説明していません。

G医師「詳細にしゃべらないこともあるかもしれません」

と、当時このような冊子を使ってないことがバレるので、逃げてしまった。

元々、G医師は腹部大動脈瘤という病気については何も説明はしていません。G医師は患者は「手術するために来た」と言って、小林が詳しい検査をお願いしたことを隠し、手術しに来たと言い換えているのです。

5月22日、小林が手術宣告を拒否してから、G医師はY医院・T病院に手を回し、手術の必要性を過大に報告していた。手術に同意したのは半年近く経った、同年11月8日、G医師の外来診察室でした。**この経過からも、本当は、今にも破裂するものではなかった**のです。

一般的には腸骨動脈瘤は30㎜が手術適応と言われ、実際の手術は40㎜以上で行われているといわれています。だから、病院は少しでも大きい30㎜に改竄《かいざん》したのです。

被告側弁護士は「診療ガイドライン」に書いてあると言ってはばからないのですが、診療ガイドラインには30㎜が手術適応という記載はありません。都合のいいところには適当な基準を自ら作っているのです。一般的にはある程度（40㎜以上）の状態で手術を行っているようですが、公立S病院は30㎜にするため動脈瘤を患者が知らないうちに1・4㎜、大きくサバを読み捏造したのです。

この内腸骨動脈瘤を1・4㎜拡大することは手術するか、経過を診るかの判断のわかれるところだったのです。G医師はここでも数字を改竄して手術適応にしたのです。

G医師らは医療関係業者から頼まれていた？四分枝の人工血管を使うために下肢の右内腸骨動脈瘤を大きく書いたのです。30㎜にすることで、まんまと、企んだ他目的の臨床研究に、一歩計画が前進したのです。

わざわざ、手術適応という30㎜にしたのに、Z医師が、手術説明書には書かなかったことをG医師から指摘され、当日になって慌てて手書きで説明書2／3の右端に書き込んだのです。だから、手術説明書もなく術式も術後当然予想される殿筋虚血等後遺症についての説明も手術手技図も添付していなかったのです。こうしていたのも、Z医師にとってはバレることは予想外だったのです。法廷での原告側弁護士の質問に対して腹部大動脈瘤の手術で説明されていると、苦し紛れの答弁をしたのです。

Z医師との面談後、隠していた右内腸骨動脈の手技図（手術記録2／2：102頁）を約束通り仕方なく出してきました。施術した術式を見ると予想もしなかった腸骨動脈瘤のバイパス手術図なのです。術前の手術説明とは全く違うものです。証拠として追加提出しています（手術記録1／2、2／2）。

本来ならば、手術にあたって最優先されるべきは手術後の生活にあるのです。病院は通常なら経過観察という選択肢があるのを知りながら、危険を顧みず、患者に深い侵襲を与えることを知りながら、これを説明せずあえて手術を強行し、患者に取り返しのつかない障害をあたえたのです。これを平気で隠し通しているのが公立S病院なのです。

I大学病院及びK大学病院での聞き取り調査

I大学病院血管外科のK医師に小林のCD－ROMを見てもらい、意見を聞き取りました。

1　内腸骨動脈瘤は30㎜で手術適応としている。

2　内腸骨動脈瘤だけなら、結紮は一般的な手術方法である。

3　腹部大動脈瘤と一緒のときは、二分枝（Y型）人工血管置換術をする。

4　四分枝人工血管を使用した場合、腸骨動脈の瘤が二股に分かれる上にあるならば置換可能だが、本件の瘤は二股の部分にかぶさっていると思われる。骨盤は三角錐の下部に当たるので、人工血管置換術は難しい。

という意見でした。

S大学病院心臓血管外科Nb医師からの聞き取り調査（原告側代理人と被告医師）

原告側代理人がS大学病院の医師に聞き取り調査し裁判所に提出したもので質問した。

原告側代理人「原告が出したNb医師の聞き取り書は読んでいただきましたか」

被告Z医師「読みました」

原告側代理人「あそこでNb医師はやはり下腸間膜動脈をプロセスとして、あの段階で結紮した理由は不明と言っているんですが、あなたの考えは一般的ではないんじゃないですか」

被告Z医師「たった一人の医者の反論をもって、一般的じゃないというのは違うんじゃないですか」

原告側代理人「最後に聞きますが、Nb医師も言っているんですが、あなたは今でも、こういう場合に、分岐の犠牲、サクリファイスされることの可能性及びその影響について患者さんに説明されていないんですか」

被告Z医師「患者さんには、この事件があってからなるべくするようにしています」

K大学病院でのセカンドオピニオン

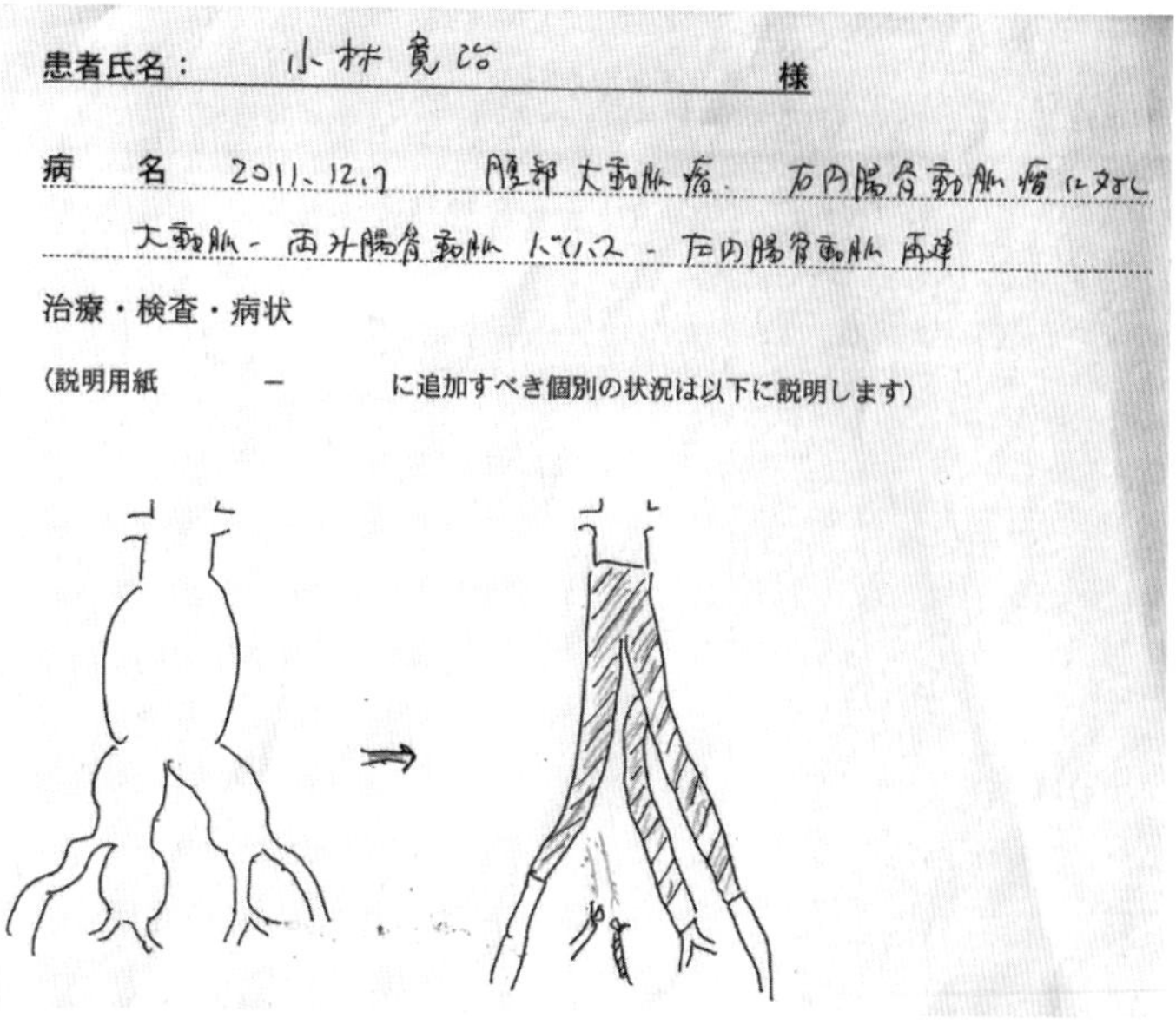
患者氏名：　小林寛治　様

病　名　2011.12.7　腹部大動脈瘤.　右内腸骨動脈瘤に対し
大動脈-両外腸骨動脈バイパス-左内腸骨動脈再建

治療・検査・病状

（説明用紙　ー　に追加すべき個別の状況は以下に説明します）

上の図は、セカンドオピニオンでK病院のN医師が書いた手技図と手術方法。右内腸骨動脈が結紮され、先の血流がなくなっているから、消えている。

※病名は腹部大動脈瘤、術式は右内腸骨動脈瘤に対して、大動脈・両外腸骨動脈、バイパス・左内腸骨動脈再建という手術です。

術後の面談で約束した「手術記録」（1／2、2／2）

腹部大動脈瘤は最大径（MAX）45㎜、右内腸骨動脈瘤が20㎜から4カ月で30㎜になったから手術になったと書いてある。また番号が5～7に飛んでいるのは、誰かの記録の上書きであるためと思われる。4カ月足らずで右内腸骨動脈瘤が20～30㎜になったとは、あり得ないウソの記載です。

この手術記録について、原告側弁護士が、間違いが多いのを知っていながら、T病院に送ったのかと尋ねたところ、「誰も見ない、見ても分からないものだ」形だけだと言いのけたのです。

何のための手術記録か、誰のためなのか。上皇の心臓手術をした天野医師は著書『熱く生きる』の中で「手術記録は絵でなく文章で書く、見れば絵のように分かる」と、「今後のため患者のための正確な記録で、万一裁判になったときにも役立つものである」と言っています。患者から見たら手術記録は命のかかったもの、どうでもいいものではないのです。この手術記録を見ていいかげんで情けないものと感じました。

裁判では、裁判長が、一連の事実を無視した判決を書いています。

G医師は、四分枝人工血管を使って腹部大動脈から下肢の内腸骨動脈に亘る50㎝の長い動脈を人工血管を使う手術に決めていたと言っています。執刀医のZ医師も同じ意見だったと言っ

私の手術記録１/２

of Cardiovascular Surgery [redacted] GENERAL HOSPITAL

手術時期 定期　分類 AAA　ID 274-7871　No.:

手術日 2011/12/7　指導医[redacted]

術者 [redacted]　第1助手[redacted]　第2助手[redacted]　·手術時間; 2hr57min　(9:51-12:48　)

名前 小林 寛治　生年月日 S12/11/18　73歳 男・女

術前診断 Abdominal Aortic Aneurysm(suprarenal &saccular type ΦMax; 45mm)
Rt. Int. IA Aneurysm(ΦMax; 30mm)

マックス45mm
となっている

手術診断 do

術式 Graft Replacement (Quadrifurcation: INTERVASCULAR 16x 8x 7mm)
distal to Bil. Ext.IA(¢ 7mm), Lt. Int.IA(¢ 6mm)), Rt.IIA ligation

麻酔 A.O.S＋fenta.＋remifenta.　麻酔医[redacted]

Autotransfusion 3310ml→1880ml

Ao-clamp time; 43min, Rt.EIA;52min, Lt.EIA;62min, Lt.IIA;76min)

《Pre OP Summery》

[redacted]病院における健診にてAAAp/oされ, [redacted]医院より紹介．CTにてAAA ¢ 43mm, Rt.IIA20mm.
4ヵ月後のf/u CTにおいて, AAA ¢ n.p.もsaccular type, IIA ¢ 30mmへの拡大あり手術予定となる.

Lisk Factor; p/oPCI(Cypher to LAD(2008/12); Tokyo Hosp.)
上記に対して, バイアスピリン内服のままとした.

1. 全麻下, 腹部正中切開にて開腹. 術野を展開し後腹膜を切開.
まず中枢側より剥離施行し遮断可能とした.
末梢は, 右内外腸骨動脈をそれぞれテーピング. 内腸動脈は, 瘤を鈍的に剥離し遠位部を確保.
左は, 新たに後腹膜を切開し内外腸骨動脈をテーピングした.
2. 全身ヘパリン化(ヘパリン70mg i.v.)後, 中枢側遮断(ACT 280sec).
末梢側は, 左内外腸骨動脈を遮断. 右は, 外腸骨動脈を遮断. 内腸骨動脈は, 0SILK用いて結紮.
動脈瘤に拍動のないことを確認し, 動脈瘤を切開した.
瘤切開時に, IVCより出血認め4-0prolene pledget付用いて止血した.
3. 瘤内を検索し, 腰動脈を数本2-0Ticron用いて結紮した.
中枢側をtrimming. 16x 8x 7 mmのQuadrifurcation graftを用い, まず中枢側吻合施行.
4-0 prolene 連続縫合にて吻合. 遮断解除後に止血に4-0 proleneを2針使用.
4. 次に, 右外腸骨動脈と右脚(¢ 7mm)を, 4-0 prolene 連続縫合にて端々に吻合した.
左は, 腸骨動脈前面を通るようにgraft左脚(¢ 8, 7mm脚) を内外腸骨動脈分岐部まで誘導.
外→内の順にそれぞれ4-0 prolene 連続縫合にて端々に吻合した. 剥離時に内腸骨静脈損傷したため, 4-0prolene pledget付用いて止血した.
使用しなかった人工血管 ¢ 7mmの右脚は, 0SILK用いて3重に結紮し, さらに3-0Ticron用いてO&Oにて縫合閉鎖した.
5. IMAは, back flow良好にて結紮した.
7. 末梢のpulsationを確認し, 後腹膜腔内を温生食にて十分に洗浄後腹膜を閉鎖.
さらに, 腹腔内を温生食にて十分に洗浄し, 層々に閉創し手術を終了した. 無輸血.

[redacted]

記載者[redacted]

術前：腹部大動脈瘤 max 43 mm、内腸骨動脈瘤 max 30 mm。

術中：これが右内腸骨動脈瘤が、４カ月後に20 mmが30 mmになった手術予定になるとあります。まったくありえない。誰かの上書きか？

術後：リスクファクター１〜７があるが６が欠けている。下大静脈出血、右内腸骨動脈出血、記載のない総腸骨動脈を損傷し大出血したことは記載なし。

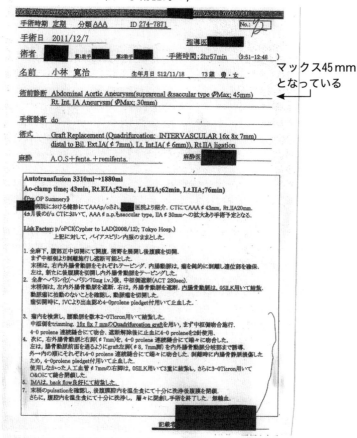

私の手術記録　2/2

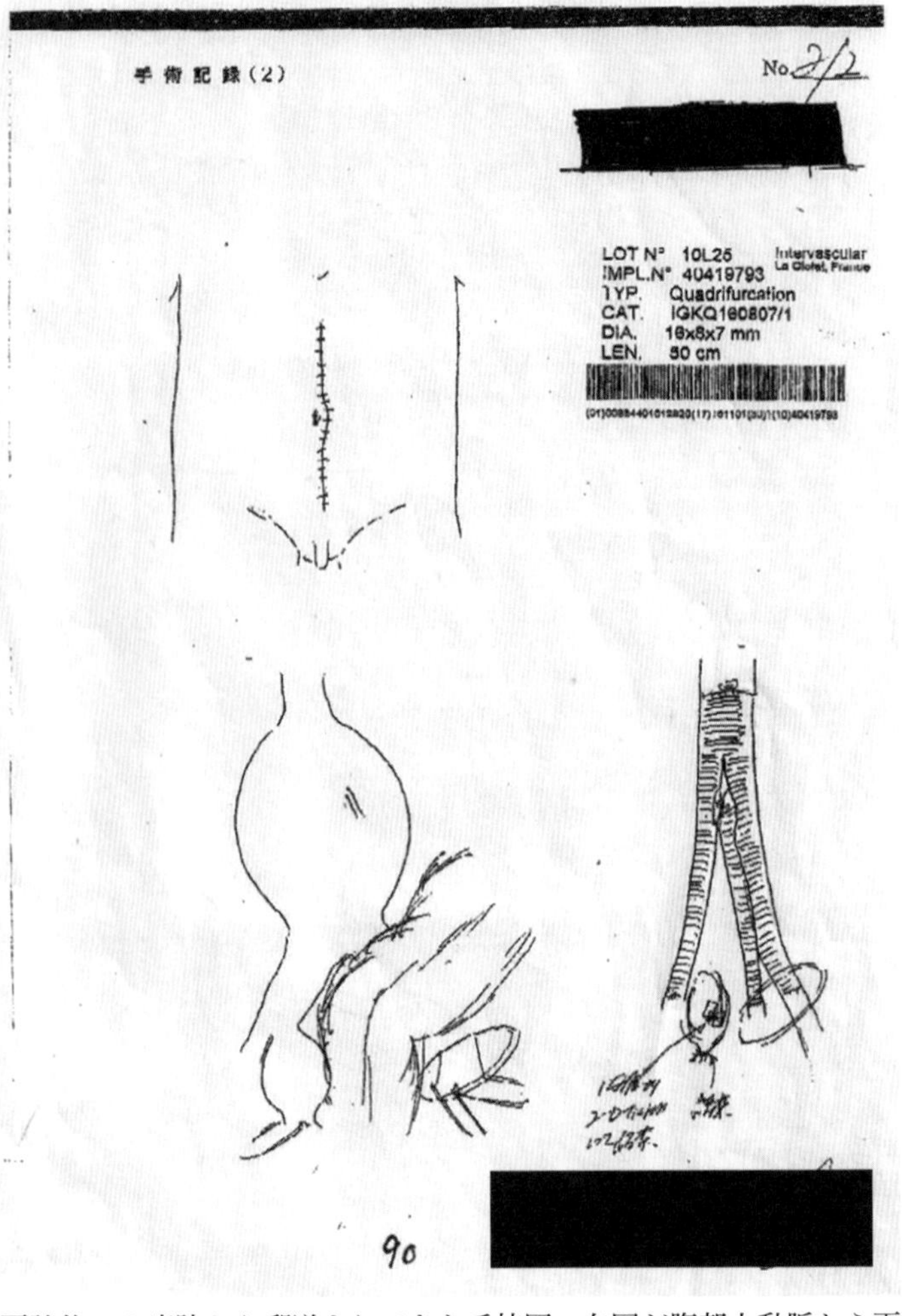

面談後、Ｓ病院から郵送されてきた手技図。右図が腹部大動脈から下肢全部が人工血管に置換され右内腸骨動脈が無くなっている図。99頁がＫ大学病院のセカンドオピニオンがその詳細図

ています。しかし、患者にはこの手術に関する説明がありません。二人の間の話し合いで決めたのです。知らないうちに手術が行われたのです。これは医療ではありません。

医師等は手術の必要のない腹部大動脈瘤を手術適応にまで捏造し、病名をそのままにして、右内腸骨動脈瘤を、四分枝人工血管を使って臨床研究として手術し、隠しつづけていたのです。

被告側弁護士は病院の依頼で医師等の失敗を繕うことを共同して行っていたのです。手術説明は前述のとおり腹部大動脈瘤だけの説明でした。被告医師等は下肢の内腸骨動脈瘤手術を行いながら、腹部大動脈瘤の半分の手術しか説明せず、説明も患者の同意も取らず、説明を隠して勝手な手術を行っていたのです。

これは小林一人だけだとは言い切れません。他にも同様な手術が日常平然と行われているのです。

6

手術目的は四分枝人工血管を使った無届の「臨床研究」Y型人工血管との比較研究だった

小林の手術は、腹部大動脈瘤の治療に見せかけた、他事目的（腸骨動脈瘤の手術）を持った臨床研究でした。これは公立S病院心臓血管外科部長G医師が計画した臨床研究で、一度に腹部大動脈を含む4本の動脈を人工血管に取り換えるという大手術でした。四本の人工血管（左右の外腸骨血管、左右の内腸骨血管の4本）を使った腹部動脈と下肢の外腸骨動脈、内腸骨動脈を人工血管に置換するための大手術でした。

このような手術を説明したら、患者は恐れて手術を拒否するか、他の病院に行って病状を確認するでしょう。病院はこれを恐れて手術内容の説明を患者に隠していたのです。手術をしてしまえば、よほどの事がない限り、事が公になることはないと考えたのです。

心臓血管外科医等は、手術適応のなかった患者に四分枝人工血管を使うためにわざと腹部大動脈瘤の詳細検査に来た患者に腹部大動脈瘤が55・5㎜に拡大している「破裂する」、と言って捏造したCT画像を渡して腹部大動脈瘤の手術に同意をさせたのです。事実は腹部大動脈瘤は手術適応ではなかったのです。

病院は腹部大動脈瘤の治療は二の次で、とにかく適当な患者を見つけて四分枝人工血管を使う臨床研究手術をすることが目的だったのです。手術に適していると目を付けた患者に対して、普通では考えられない動脈瘤を故意に大きく捏造したCT画像を示して、手術しなければ死ぬ重大な病だと認識させたのです。このため、詳しく説明しないで有無を言わせず「破裂する」「年内は持たない」と、紹介医を通して説得させて、嫌がる患者を脅して同意を取りつけたのです。そのために、いろいろな企みを実施したのです。

G医師は、11月8日、小林が手術に同意すると、動脈瘤の部分だけを人工血管に置換すると言って1本の人工血管を見せたのです。そして、3週間後の12月1日、Z医師の外来診察の予定に割り込ませて、術前説明を時間的に満足に行えないように外来の診察時間に組み込んだのです。

手術説明にあたってZ医師は、パソコンに保存してある外科教科書の腹部大動脈瘤の手術説明書のひな形をコピーし、日時、病名等必要事項を書き入れ（G医師の証言）、手術説明に当たったのです。この書式は右内腸骨動脈瘤の手術を説明しているものではないことに、当日気づいたZ医師は慌てて説明書の右端に手書きで「右内腸骨動脈瘤30㎜」と書きこんだのです。だから、この部分だけが手書きではみ出していたのです。当然のことながら、右内腸骨動脈瘤の手術については、この説明書には記載がないのです。病名は腹部大動脈瘤の手術ではなかったのです。裁判所はこの記載だけで説明は尽くされていると認めたのです。

医師等の手術目的はあくまで「右内腸骨動脈瘤」で、腹部大動脈瘤を手術適応にしなければ四分枝人工血管は使えないのです。

しかし、手術にあたったZ医師等は、直前になって三分枝手術（手術室記録）にしたように、事前の検査が不十分のため、手術はうまくいかなかったのです。勿論、成功していれば少しぐらいの具合の悪さならば、病院の医療安全管理部長（当時副院長）が言うように、患者は、お礼こそ言え文句が言えません。ところが、患者が具合の悪さの原因について何度聞いてもZ医師は原因について一番よく知っているにもかかわらず「脊柱管狭窄症」だと言って逃げていたのです。

右内腸骨動脈を手術で結紮したことは術後1年2カ月後Z医師との面談で初めて知りました。腹部大動脈から分岐している下腸間膜動脈も再建せず結紮していたのです。

右内腸骨動脈瘤の手術については説明も同意も取らず手術を行い、動脈・静脈の被膜を剝離するときに、動脈、大静脈の複数個所を傷つけて、大量出血をさせたからです。このため、止血に手間取り、大動脈から出ている下腸間膜動脈を再建せず結紮し（論文では臨床研究においては全例再建した）、右内腸骨動脈瘤も縛って、大腸下部への血流、臀部への血流を止めてしまったのです。患者の歩行困難の原因は明らかに、殿筋虚血のためなのです。Z医師ら（論文の筆頭執筆者）の発表した研究論文にも、他の病院の症例でも後遺障害として殿筋虚血が発生していると、記載しています。

論文には「**AAAに対する手術後の腸管虚血の発生頻度は3～7%程度とされるが、発生時**

の死亡率は51～88%と非常に高率で重篤である。又殿筋破行においては、多くの症例が保存的経過観察において徐々に症状改善の経過をとるものの、当初の患者自身において病苦は非常に深刻なことが多い。よって各腸骨動脈の可能な限りの再建と良好な吻合を得ることは、本手術にとって極めて重要である」と、下腸間膜動脈の再建の重要性と殿筋跛行について記しています。小林に対して、ウソを言い続けていたのです。

これを追及されるとＺ医師は患者の歩行困難の原因は「脊柱管狭窄症だ」と言い張り、セカンドオピニオンのＮ医師にも患者が２００歩と言ったのを２０００歩歩けるとでたらめに伝え、それで「脊柱管狭窄症」と、言わせたのです。

訴訟になり、口頭弁論期日では、**被告側弁護士はＺ医師が反論すると言いながら一言も反論せず**、時間稼ぎで2年も費やし、法廷の被告尋問では、被告Ｚ医師と謀ってありもしない質問を被告Ｚ医師とやり取りを行い新たなシナリオを作り、長時間にわたって、被告Ｚ医師と手術説明を詳細に説明したがごとき演出を行い、裁判官を騙して、被告尋問を切り抜けたのです。

病院は、小林が提訴したことで、事件が公になることを恐れた院長の指示で、病院・医師等と、顧問弁護士がグルになって患者の同意なしに行った臨床研究の秘密を厳守しようと、様々な手立てを用いて公表を阻止しようとしたのです。

事は医師が当然守られなければならない「臨床研究法」の適用外だとしても、人に対する**「臨床研究に関する倫理指針」**に違反した、同意なき手術であることは疑いないことです。

病院は心臓血管外科医等が倫理指針を無視し、患者の人権を守らない行為が公にされるのを恐れたからです。更に説明書の病名以外の目的を持った手術であり、患者を騙して手術の同意を取る詐欺的行為は絶対にやってはいけないことなのです。病院は、事件が外部に漏れることを恐れて手の込んだ手段を使ったのです。

G医師らは手術が無許可な臨床研究のためであることを悟られることを恐れ、最初から綿密な計画を立て、患者を欺いて（知られず）行うことを計画していたのです。

G医師は患者の腹部大動脈瘤が42～3㎜であることを知りながら（カルテに書いているが患者はカルテを見ることができない）、手術適応の55・5㎜に拡大したと言って5月15日に撮ったCT画像をスライスして白抜き文字で55・5㎜×36・4㎜と書いた画像のコピーを5月20日に患者に渡し、「手術になります」と、言ったのです。

11月8日、G医師のパソコンで手術説明を指示された執刀医のZ医師にはまともに説明する意思はなく、患者は気づかないと思って説明書の日付を実際の説明日12月1日から1日ずらし2日にして、動脈瘤が42～3㎜であると知りながら、大きさを55㎜とし、同意書の病名を偽り（手術適応に偽造）、説明書を偽造し、動脈瘤の形状が嚢状瘤で今にも破裂すると嚢の文字上に点を打って、強調し、患者を脅してサインをさせたのです。その他の具体的な説明はサインを取っただけで同日の受診を待っている外来患者を気にして説明しませんでした。

被告側弁護士は口頭弁論（期日）では、Z医師が反論すると度々言いながら、最後まで医師

らが忙しく反論書が出せないと言って、一切の反論をしないで時を稼ぎました。

このため口頭弁論は2013年10月から2015年11月まで14回行われました。いずれも5分程度で、次回の期日を約束しただけでした。裁判長は、裁判を正しく裁定しようとはせず、原告の訴訟内容を審議することもなく、ただ、原告・被告の顔合わせで回数を稼ぎ口頭弁論期日を終わらせたのです。原告側弁護士が追及しなかったことにも原因があるのですが、裁判を指揮するのは裁判官の裁量で行っているのです。被告側弁護士は何も行わず裁判長の責任に委ねたのです。このような裁判では、何の意味もありません。

法廷では、弁護士と医師等が練り上げた陳述書をもって、書面の体裁を整え、説明責任を果たしたかのように、偽装した日付と、番号を振って改竄した説明書（手技図3／3：131頁参照）をもって手術説明をしたかのように、弁護士の質問と被告Z医師の出来合いの質問のキャッチボールを行い、厚かましくも法廷で被告人と組んで猿芝居を打ったのです。予定通り裁判官等は騙せました。

原告側弁護士も最初は、術前説明書に書いてある日付に「Z医師が誤魔化すことはない」と本人がその場でサインをしていることで、虚偽の演出とは信じませんでしたが、手術説明書がどこかから持ってきたコピーで本人の病態ではなく、日付もすでに書かれていたこと、看護師の入院時看護記録等との違いに気づいて、法廷で問題にしました。

7

一審判決は棄却

病院がいくら記録を改竄しても事実の多くは隠すことはできません。証拠はカルテや病棟の入院時看護記録、入院記録等に多くが存在しているのです。

原告側弁護士は、「必ず勝訴する」と、口頭弁論終了後、裁判所の地下喫茶店での打ち合わせで言っていました。しかし驚いたことに、原告らの予想に反して、判決は「棄却」でした。訴える理由がないというのです。

裁判所は、原告の主張を基礎づける十分な事実（証拠）があれば、原告の請求を認容するという基本原則に反しているのです。

東京地方裁判所医療集中部の裁判長は満足な審理もせず、問題の捏造したCT画像（甲A第5号証）を証拠として提出したにもかかわらずこれを無視しました。Z医師の術前説明書の数字は前後関係から全く整合性がないことに「誤記」だと言って誤魔化しているのに目をつぶり、でたらめの作り話を丸呑みして、過去の判例を顧みることもなく、原告の主張を一切認めず「棄却」したのです。

術前説明日の偽造は最初から騙すために仕組んだことが明らかです。

原告は重要な術前説明日を意図的に変えてあることがウソだと証明しているのです。病棟の看護師の「入院時記録」で、12月2日朝10時に独歩で病室に来たとの歴然とした記録があるのです。入院初日の2日に手術説明ができるわけがありません。2日に手術説明した記録はないのです。2日のカルテはどういうわけかありません。

確定事実

確定している事実は次の通りです（裁判長は認めません）。

一、G医師が言う腹部大動脈瘤「55・5㎜」は捏造したものでした。

二、動脈瘤が40㎜台では、手術不適応、ガイドライン違反で、形状も破裂しないことが明らかになっていること。被告病院でも腹部大動脈瘤の手術は60㎜内外であること。「大動脈瘤・大動脈解離診療ガイドライン」では手術適応は55㎜以上、東京大学血管外科他のウェブ情報によると40㎜台ではほとんど破裂しない。これは腹部大動脈瘤の手術では常識であること。

三、G医師は患者の動脈瘤の形状は偏心=嚢状瘤であるというが、G医師の主観にすぎず、法廷論争でも完全に否定されており、被告側が意見を求めたK福祉大学病院心臓血管外科教授のOB医師は、「嚢状瘤」ではない、と言っています。「嚢状瘤」ではないことは原告、被告側ともに認識は同じです。原告・被告の意見が一致しているにもかかわらず、裁判長は紡錘型と嚢状瘤との区別もできず被告の根拠のない言い分（嚢状瘤）を採用したのです。

四、術前「説明書2／3」の右端に当日、手書きで書き込んだ「右内腸骨動脈瘤Φ30㎜」は、説明は受けていませんが原告がCT画像で承知しているところでは28・6㎜になっています（甲A第5号証）。内腸骨動脈瘤の年間拡張率は0・1㎜程度であるのに、G医師は1・4㎜も拡大してカルテに記入しています。これについてG医師は、CT画像で患者に示しておきながら、全く説明がなく、カルテには30㎜（手術記録にはMAX30）と記して数値を誤魔化しています。更に手術説明をするように指示されたZ医師が示した「説明書3／3」の病名・術式には、腹部大動脈瘤のY型（二股）人工血管を使った術式であり、原告に実施した人工血管は、腹部大動脈瘤に使うと言って示した手技図「Y型人工血管を使った術式」ではなく「四分枝人工血管」でした。これは「説明書3／3図」とは全く違うもので手術そのものを説明していません。元々、腹部大動脈瘤の手術説明書（3／3）を使っていながら、わざわざ四分枝人工血管を使い、説明と異なる術式で手術したのです。

五、被告らは、このY型人工血管置換術をもって、（説明書３／３）四分枝の人工血管置換術を説明していると主張することはできないのです。

六、この四分枝の術式図（手術記録２／２）は１年２カ月も経って、小林が執刀医のZ医師に面談をして初めて、このような手術を実施されたことが分かったのです。医師等は難度の高い（違法ではないが、未確立手技）手術と知りながら、最初から、実施した手術の実態を隠すことで、病院を挙げてこの事実を葬り去ってしまったのです。

七、被告Zは、開腹しないで治療のできる血管内治療、ステントグラフト内挿術という選択肢があるのに、説明を求めても、「うちではやってない」の一言で説明を拒否したこと。

原告が、この手術は「臨床研究」の一環であり、患者を実験台にした恐ろしい、治療目的外の「比較研究」手術だったと主張する根拠は被告等の論文です。最初から計画的に「仕組んだ」手術であり、患者には知られたくない手術だったことが分かったのです。

公立S病院の臨床研究

小林は、このような臨床研究の論文を見て確信したのです。

病院では患者を対象にいろいろな研究を行っています。その多くは、文書あるいは医師からの口頭による説明を聞いて同意したもので、これらは、アウトプット（情報公開）しています。

小林の場合は、人体を使った手術実験「臨床研究」であり、患者に説明を行わず、当然同意もとらずアウトプットも行わず、モグリの手術を行ったのです。この事実を隠蔽するために診察から手術、裁判、そして和解の約束を反故にし、事実を隠蔽し、無かったことにした病院の責任は重大なのです。

しかし、臨床研究法の「臨床研究」には、「人を対象とした手術や手技の臨床研究」は含まれていません。したがって、人体を使った臨床研究としても、罰則はないのです。しかし、人体にメスを入れて行う手術には、納得がいく説明と手術に伴うリスク、手術をしない場合の障害、他に選択肢があればその良し悪しを説明し、質問を逃げないで受けて、納得の上で手術をするという基本を守るべきなのです。どうせ説明しても分からない、というG医師のような有無を言わさぬやり方では、通用しないのです。説明しなければならないのです。

公立S病院、医師等はそれをしないで、症状のない患者を騙して手術を行ったのです。法律上の賠償責任は発生しないが、臨床研究等の実施にあたっては、被験者保護のため「人を対象とする医学系研究に関する倫理指針」により、補償責任が発生しない健康被害についても、補償のための措置を講じることが求められ、これに対する保険が「臨床研究保険」の補償責任部分です。いずれにしても、小林に行った四分枝の人工血管、手術手技は前述のように、

「臨床研究」そのもので、被験者はどうなってもいい、という話ではなく、公立S病院は公務員として市民の健康被害を補償すべきであると言っているのです。

公立S病院の弁護士は、和解を勧めた裁判官をして、被告病院は事故が多く、保険会社から保険金の支払いは拒否されていて使えない、また、**損害賠償金については、「病院議会の承認が必要で、これが難しく理解してくれと言っている**」という。あなたはお金が目的ではないというのだから、病院は再発防止を約束している、だから和解するべきだと、このように言われたので、悔しさを我慢したのです。

そして、この臨床研究は、「本研究の限界点は、先ず症例数が十分でないこと。また、早期成績の検討である点である。余剰となり、結紮処理した分枝の長期状態の観察は必須である。加えて、既成四分枝人工血管使用の有益性を示すためには、composite graftを術中制作した三分枝以上の再建行った症例群との比較も長期成績を含めて必要で今後の課題である。結果として、今回、われわれの研究では、通常Y型人工血管再建と比して手術急性期の比較に留まった」と言っています。手術急性期でもない患者を作って行った手術は意味のない不法な手術を証明しています。

小林の手術が「臨床研究」でなくても四分枝人工血管そのものに問題があれば、被験者に対する健康被害や事故には、欠陥がある場合、製造物責任法による責任賠償が適応されます。小林にはM社製の人工血管が使われています。その内容は、次のとおりです。

一、研究に起因して法律上の賠償責任が発生するもの、投薬や施術と言った医療行為におけるミスが主なもので、医療行為を伴わない運動負荷を与えるような研究での機器の操作ミスや未承認薬の製造ミス、プロトコル（治験実施計画）自身の作成ミスなどが考えられる。実施者等に賠償責任が発生します。医師賠償責任保険、臨床研究保険の賠償責任部分で対応します。

二、研究に起因するが、法律上の賠償責任が発生しないもの。医薬品、医療機器による副作用等（アレルギーを含む）です。未知の副作用等は予見することができず、法律上の賠償責任は発生しません。既知の副作用等も、一定の割合で発生することが分かっていてもそれを防ぐことができず、法律上の賠償責任は発生しません。例えば、予防接種による副反応等も法律上の賠償責任は発生しないため健康被害を補償する制度が個別に創設されています。

再度言います。臨床研究等の実施に当たっては、被験者保護のため「臨床研究法」、「人を対象とする医学系研究に関する倫理指針」により、賠償責任が発生しない健康被害について、補償のための措置を講じることが求められています。

これに対応する保険が臨床研究保険の補償責任部分です。

臨床研究における被験者の健康被害については、2009年の「臨床研究に関する倫理指針」の改訂施行で、一定の研究についての補償のための措置を講じておくことが明記され、2015年、現在の「人を対象とする医学系研究に関する倫理指針」に整理されました。

公立S病院の行った、小林の腹部大動脈瘤の四分枝人工血管置換術そのものは、Y型人工血管との比較研究「臨床研究」そのものであり、論文の筆記者自身が臨床研究と言っています。

小林に行われた手術を病院が認めることは、同意なきモグリの臨床研究手術を認めることであり、倫理既定に基づく手続きを取っていないし、インフォームド・コンセントのための同意も得ていないため、病院は、この手術自体が他事目的の研究と認められないと徹底して、黙殺、無視して、一般の手術として扱い続け、説明責任を果たしている、手術の同意を得ているとウソを主張し、一切の出来事は何ら問題がなかったと主張し通したのです。

臨床研究とは

臨床研究とは、病気の原因や進行の仕組みの解明、病気の予防、診断・治療の改善、患者の生活の質の向上などのために行う医療研究で、人を対象として行われるものです。「臨床研究」

のうち、治療や指導などの介入を行って、その結果を評価するものを「**臨床試験**」と言います。その中でも、医師が研究者として行うものを「医師主導臨床試験」と言います。

「**治験**」とは、臨床試験のうちのもので、厚生労働省から新薬、医療機器としての承認を得ることを目的とし、未承認薬・適応外薬を用いて主に製薬企業が行う臨床試験のことをいいます。「治験」には、医師が自ら実施する治験もあり、「医師主導型治験」と呼んで製薬会社が行う治験と区別しています。

いずれにしても、研究のために多額の費用が掛かり、この研究費は企業が負担しています。そのため、研究発表には、**利益相反**についてコメントが必用なのです。治験に参加する被験者（患者）は目的、期待される効果、予想される副作用等の不利益について、十分な説明を受け、本人が同意しての参加となるのです。命を懸けた参加なのです。原告の弟も「がん」の治療で何回にも亘って治験に参加していました。非常に苦しく、わずかな希望をもって参加したと聞いています。

臨床研究も、人を対象にしている以上は、同意もなく、秘密裏に行うことは絶対に許されることではありません。

秘密裏に続けられていた腹部大動脈瘤の治療に名を借りた他事目的の「臨床研究」は、当初から予想された多くの障害があるにもかかわらず、それを説明せずに続けられ、公立S病院の

心臓血管外科では２００８〜２００９年10月までの期間、四分枝人工血管に関する臨床研究の発表を行っています。

小林に対する腹部大動脈瘤の四分枝人工血管を使った手術は、症例を集めるために、期間を限った研究であるにもかかわらず、倫理指針を無視したこの臨床研究の延長であり、手法も全く同じもので、手法の確立した「Y型人工血管を使った手術」と比較研究のための手術だったです。不幸にして、右内腸骨動脈に瘤があったため、普通は右内腸骨動脈瘤を結紮（血流は止まる）で済んだものを、動脈瘤があるのをいいことに、腹部大動脈瘤を55㎜に拡大捏造し、形状も嚢状瘤と偽って、開腹手術を行い四分枝人工血管を使って、動脈から派生している下腸間膜動脈を結紮し、右内腸骨動脈を結紮し、腰動脈四本も犠牲にした。しかも術中、総腸骨動脈、下大静脈の数カ所を損傷したため、大量の出血をきたし、結果的に、殿筋虚血、腰痛症、腸管虚血で歩行や大腸の不具合で体調不良、歩行困難になったのに、裁判所はこれを認めず、手術に伴う大量の出血による、多臓器不全が原因だというのです。医療の本旨は治療後の生活改善にあるのにもかかわらず、あえて患者を騙して行った手術は到底許されるものではありません（手術記録１／２）。

研究論文を見ると、難しい未確立の手技であり、手術適応のない患者を腹部大動脈瘤に仕立て四分枝人工血管を使いY型人工血管と比較したのです。小林の手術は全く論文と同じであるのだから、隠し立てすることなく、キチンと手術に関する説明を行い患者からの疑問、質問に答えるべきなのです。これを行わず、言を左右し隠し通したのです。

手術だから血も出るし、後遺障害も起こる可能性もあるのです。ですから万一の場合の保険をかけて、責任を明らかにしなければならなかったのです。

小林の手術は、同じ腹部大動脈瘤の四分枝人工血管手術を、手術適応がないのに計画的に適応に仕立てた犯罪だったのです。だから病院は、「絶対にこの事実を認めることはできない」とこの件は闇に葬ってしまうことにしたのです。公立の病院がやることではありません。

あえて、言います。小林の腹部大動脈瘤四分枝人工血管使用は不適正で手術自体必要はなかったのです。内腸骨動脈瘤に関しては、瘤の正確な大きさを誤魔化し、手術は避けるべきだったのにあえて四分枝人工血管をもって手術したのです。そうすれば、下腸間膜動脈、腰動脈4本の結紮も必要はなく、更に健康な左内腸骨動脈を再建する必要もなかったのです。

満足にできない技術を隠して行い、あえて、四分枝人工血管を使って患者に重篤な障害を与えたのです。そして病院ぐるみで事件を隠蔽してしまおうという公立S病院の医師等は大きな間違いを犯したのです。

手術の真相 8 シナリオを書いて演出した被告側弁護士

刑事事件では検事は、所轄の警察が行った捜査の不足と思われる部分について、自ら調査を行って集めた証拠に基づいて筋道を立てて事件を組み立て、実証見分を行った後に起訴するかどうかを決めるという。だから殆ど間違った起訴は起こらないと言われています。人権にかかわる重大な事だからです。それでも時として無実の人を犯人扱いして冤罪という悲惨な事件が民事事件も同様に起こっています。間違って犯人や被告に仕立てられ、冤罪にされたら人生が台無しになってしまう恐ろしいことになってしまいます。

人を裁くのは慎重に、かつ片寄った視点を持って臨むのではなく、正しいものは正しく公正に裁いてもらわないと、人の一生が台無しになってしまいます。

小林の事件（民事事件）においても、例えば病院がウソをついて、要求されたカルテ類の重要な部分を隠したり、改竄したり、ウソを平気で口にする、提出すると言って出さなかったりして裁判の進行を妨害し真相を隠し、医師や病院を守るのは常套手段だと聞いています。

時間や場所を偽り、その上に被告側弁護士が原告をけなし虚偽の筋書きを書いて、被告や証人を指導し裁判官にさえ判断を迷わせることを仕向けたならば、現在の医療裁判ではどうにでもなってしまうのです。

この医療訴訟では、裁判長は最初から訴えを正しく聞いて、正しく判断しようとはしていないのです。これでは裁判の目的、正義の実現は望めません。

裁判は最初から和解の話でした。それを断ったら、今度は棄却するというのです。このような裁判ではいくら時間をかけても、形だけで民事裁判制度が成っているのです。ごく一部の裁判官は市民の医療訴訟に応えられていると言われていますが。これらの裁判官は極少数で、その数は減少しつつあると言われています。裁判所上部の意志が働いているのかもしれません。裁判ももはや宝くじと同じで余程運が良くなければ、正しい裁判官には当たらず正義のある医療裁判は望めないということです。

現在の医療裁判では黒いカラスが白いカラスになることは常に起こっているのです。まして、裁判所・医療専門部が医療事故専門の弁護士の職場のようなもので常日頃出向いて、裁判所の書記官や事務職の人間と懇意になっていることは当然のこと、裁判長も人です。独立した権限を持っている裁判長と被告側弁護士の話し合いができていたら医療被害者の訴えは通るものではありません。それだけ民事事件では一方に有利に働き、原告の人権が軽くみられているのです。

今まで述べてきましたように、小林に行われた手術は、最初に問題があり、それを病院は隠し通したのです。医師等は診断でも手術にあたっても術後についても、誤魔化し、ウソばかりで納得できないことばかりでした。

小林の裁判では、多くの証拠を突き付けたのに判決は期待に反して「棄却」でした。

事件は、病院で今までＣＴも撮り、その結果経過観察と言っていたのに再度のＣＴで急に撮ったＣＴ画像を捏造して「手術になります」と言って手術を迫り強引に同意させ、これを原告はウソとは思わず、信用して手術を受けたのです。

術後の主治医は執刀医のＺ医師に変わっていました。この人も上にベッタリの曲者でした。

術後の状態が悪く、とくに股関節から臀部が痛く、歩行すると臀部の内側から外側に凝り固まって、歩けなくなってしまいます。しばらく、立ち止まって休むと再び歩くことができますが、直ぐに同じところの痛みで暫く休まなければ歩けません。このような間欠性跛行状態と腸管虚血が続き、術後、担当医になったＺ医師に、何故このようになったのか、手術のせいではないかと聞くと、手術は関係ない、歩行困難の原因は、「脊柱管狭窄症」だ、と言うのです。それでも効果のない薬の処方で1年2カ月間通院しましたが、全く改善しませんでした。

どうもおかしいと考え、妻が親戚筋の大学病院の教授である医師に、術前、術後のＣＴ写真と整形外科で撮ったＣＤ－Ｒを送って相談したところ、専門医の意見を添えて、具体的な手技図が送られてきました。臀部が痛くなり歩けなくなるのは、「右内腸骨動脈」を結紮したことで、殿筋への血流が止まって、栄養も酸素も途絶えて、周りからのごく細い血管（側副血行路）からのエネルギーの補充だけでは、歩行することによって、直ぐに消費してしまい、歩行が困難になる、殿筋虚血による「間欠性跛行」という状態になっている、このような四分枝人工血管を使う腹部大動脈瘤の手術はあまりやっていないが違法ではない、あなたの症状はもう治らないかもしれない、という内容でした。

その後、Z医師に面会を申し込み、歩行困難の真実の説明を求めました。しかし、Z医師は、歩行困難は「脊柱管狭窄症が原因で、手術とは関係がない」と言われ、手術との関連を否定し、「誰が手術のせいだと言ったのか、名前を言え」と大声で怒鳴られました。それではと、確認のため、院内の整形外科に回して、脊柱管狭窄症か確認してもらいたい、と要求し整形外科にカルテを回してもらい診断を受けました。

結果は、「脊柱管狭窄症」ではないとの診断でした。その旨をZ医師に伝えたところZ医師は、このように言ったのです。脊柱管狭窄症について専門医の診断を受けたのに「血管のことが分からない者に、何が分かるか」と。同僚医師の診断に対し、とんでもないことを言ったのです。

脊柱管狭窄症については、K大学病院整形外科の脊椎写真、M医療センターの脊椎専門の医師に診断を受け診断書ももらい証明しました。しかし、Z医師は認めませんでした。

仕方なく、真実を調べるためには「カルテ」を手に入れることが必用と思い、手続きを取って申請をして、手に入れましたが、「カルテ」は大部分が横文字の専門用語でカナを振ってあるわけでもなく素人には分かりません。それでも、どうにか肝心のCT画像は捏造してあることが、循環器に詳しい医師に見てもらったところ、解明しました。手術説明書もG医師が捏造した数字を踏襲したもので、ウソの病名、説明書であることが分かりました。あきれたことに、手術説明書は腹部大動脈瘤の手術の教科書をコピーしていたのです。病名の「腹部大動脈瘤（嚢状型：最大径約55㎜）」はG医師の55・5㎜のCT画像より5㎜小さな数字です。5㎜が手術適応という状態をわずかに超えて、適応状況にしたのでしょうが、Z医師は、この微妙な数字を無視して55㎜にしました。

説明書（2／3）の右端に手書きしてある「右内腸骨動脈瘤Φ30㎜」（示された画像〈甲A第5号証〉は28・6㎜）が手術適応の状態であったことが分かってきました。

小林は、Z医師に面談を求め、歩行困難の原因は、右内腸骨動脈瘤であること、あまりやっていない、難しい手術であることについて、問いただしました。通常85％以上がY字の人工血管を使っていること、四分枝人工血管を使う腹部大動脈瘤の手術は特殊な手術であることも分かりました。

Z医師は歩行困難の原因については、脊柱管狭窄症だと言い張り、譲りませんでしたが、四分枝人工血管は右内腸骨動脈瘤を再建するために使ったことは認めました。

術前、手術に同意したため11月8日、G医師が1本（I型）の人工血管なるものを見せて、これを使うと言って触らせてくれました。これが手術に使われると思っていましたが、複雑な枝を持った四分枝人工血管を使うとは知りませんでした。

したがって、大動脈から下肢にわたる右内腸骨動脈瘤を四分枝人工血管に置換する手術は、全く聞いていませんし、思いもよらないものでした。

小林が提訴したことにより、病院は、患者の訴訟に対しての説明責任を問われることになりました。病院はすぐに公になることを恐れて、対策を立てたのです。

公立S病院の説明責任について

1　G医師が捏造したウソのCT画像を7月22日に渡して、「手術」を告げたこと。

2　手術説明書の日付を虚偽記載したこと。Z医師は、術前説明にあたって当日ではなく、日付を翌日に記載していました。患者の小林は「手術ということに気をとられて」術後訴訟するまで日付の工作に気づかなかったこと。

3　Z医師は手術説明書の病名「腹部大動脈瘤　最大径約55㎜囊状瘤」はウソであり、本当は42～3㎜であると知っていながら術前の説明書に記載したこと。囊状瘤についても、手術目的とするものではなく、ガイドラインにあるどちらにも属しないものだったのです。G、Z医師らが共謀して虚偽工作を行ったこと。

4　Z医師が術前説明書で説明したのは病名と手術目的だけで、説明書（2／3）右端に当時慌てて手書きした「右内腸骨動脈瘤Φ30㎜」については、何も説明していません。またこの手術術式、手術の内容、術後障害について説明書には書かれていないこと。

5　手術適応はこの「右内腸骨動脈瘤」であったのに、右内腸骨動脈瘤の説明事項はなく、腹部大動脈瘤が最大径55㎜と偽り更に嚢状瘤の嚢の上にルビを打って強調し、腹部大動脈から下肢の腸骨動脈まで置換する大手術を施行したこと。

6　小林の病名「腹部大動脈瘤」は手術適応がなく偽りであったこと。

7　手術目的は適応があった右内腸骨動脈瘤でした。「右内腸骨動脈瘤再建」は難しいとみて、最初から再建することを考えず、三分枝の手術として行ったことは手術室記録で明らかです。ＴＩ大学病院血管外科医Ｋ医師は「内腸骨動脈瘤が二股の部分にかぶさっていると思われる。骨盤は三角錐の下部に当たるので、四分枝人工血管置換術は難しい」と指摘されました。ここでは最初から四分枝人工血管の使用は不適切だったのです。だから直前に術式を変更したのです。

8　説明書の手技図ではY型人工血管を使った術式を示しながら、本当は当初から、四分枝人工血管を使い、右内腸骨動脈を結紮し、余った一分枝の人工血管を患者の体内に丸めて縛って放置したこと。最初から患部の術前観察をおろそかにし、不適切な四分枝人工血管を使ったことは、未完成な手技だったこと。

9　予後の観察については、（研究論文）「余剰となり、結紮放置した分枝の長期観察も必須である」といいながら、治療を拒否し、後は紹介医に頼んだから「もう病院に来ないでくれ」と術後観察を拒否したこと。

10 説明責任を回避するために説明場所を偽ったこと。術前説明についても陳述書では、Z医師は、「12月2日の休診日に、病棟の別室を用意して、この場所で1時間以上にわたってシャウカステンを使い動脈瘤を測定しながら説明した」とウソを主張した。この場所は手術前日、麻酔医が、麻酔の説明、輸血の同意を取ったごく狭い部屋で5人が入ってパソコンなどがおける場所ではなかったこと。

11 右内腸骨動脈瘤の手術説明をしていないことを追及され、虚偽説明を立証するために、被告側弁護士はZ医師と詳細な打ち合わせを行い、被告側弁護士はZ医師の陳述に合わせて、当時の説明状況を詳細に書かせた。この筋書きに基づいて、定型化した手術手技図（3／3、乙A第11号証：131頁）に手を加えて改竄したもの（副本として）を示し、当時説明したという①から⑦番まで滔々としゃべらせて、あたかも説明したかのごとく、演技をさせて、裁判官に訴えた。しかし、原告の手元にある説明書とは、当然違ったものでした。また、この説明書（2／3）に、説明日に後から手書きで追加した、手術目的の「右内腸骨動脈瘤Φ30㎜」については説明資料がなく、右内腸骨動脈瘤手術の説明ができないものだったが、裁判所は騙され、原告側弁護士は残念なことに気付かず見逃してしまった。

12　一番重要なことは、手術目的は、右内腸骨動脈瘤でした。これについては全く説明せず血管内治療、コイル塞栓術を行うか、部分的に開腹し結紮治療するか又は経過観察するという選択肢があったのです。Z医師は、患者に対して何も説明せず、健全な左の総腸骨動脈、外腸骨動脈、内腸骨動脈まで切除したこと。

13　本来、Y型人工血管の使用も必要がありませんでした。この手術には人工血管に置換する医学的な理由が、全くないこと。説明を求めた他の選択肢である血管内治療の説明を拒否し、自らのやりたい放題な手術を行って、患者を苦しめた責任は重大である。この手術は患者の健康を無視した、医者としてやってはいけない犯罪行為だったのです。

次に示すのは、前掲した、手術「説明書2／3」と、被告が改竄した番号入りの「説明書」です。

この図では、問題の右内腸骨動脈瘤の術式も四分枝人工血管の使用術式もありません。右内腸骨動脈瘤の手術説明はできないのです。

裁判所は、これで説明は尽くされていると思い、判決でこの茶番劇を認定したお粗末さがあるのです。

説明書　3/3

説　明　書

説明日：2011 年 12 月 2 日　説明者：[redacted]　3/3

患者名：小林寛治

病　名：

腹部大動脈瘤

説明内容：

腹部大動脈人工血管置換術

(退院時死亡率＝約 0.5－1%)

《手術》

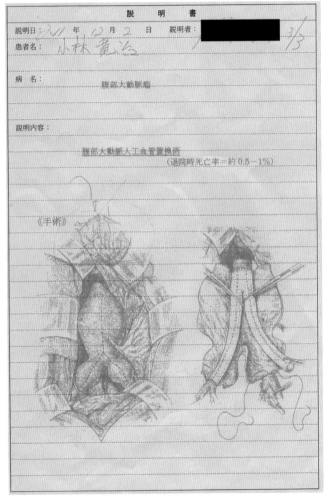

患者に説明に渡されたもの。説明したという①〜⑦の番号は入っていない。

手を加えて改竄した説明書　3/3手技図

副本

乙A第11号証

説明書

説明日：2011年12月2日　説明者：[redacted]　3/3

患者名：小林寛治

病名：

腹部大動脈瘤

説明内容：

腹部大動脈人工血管置換術

（退院時死亡率＝約0.5－1%）

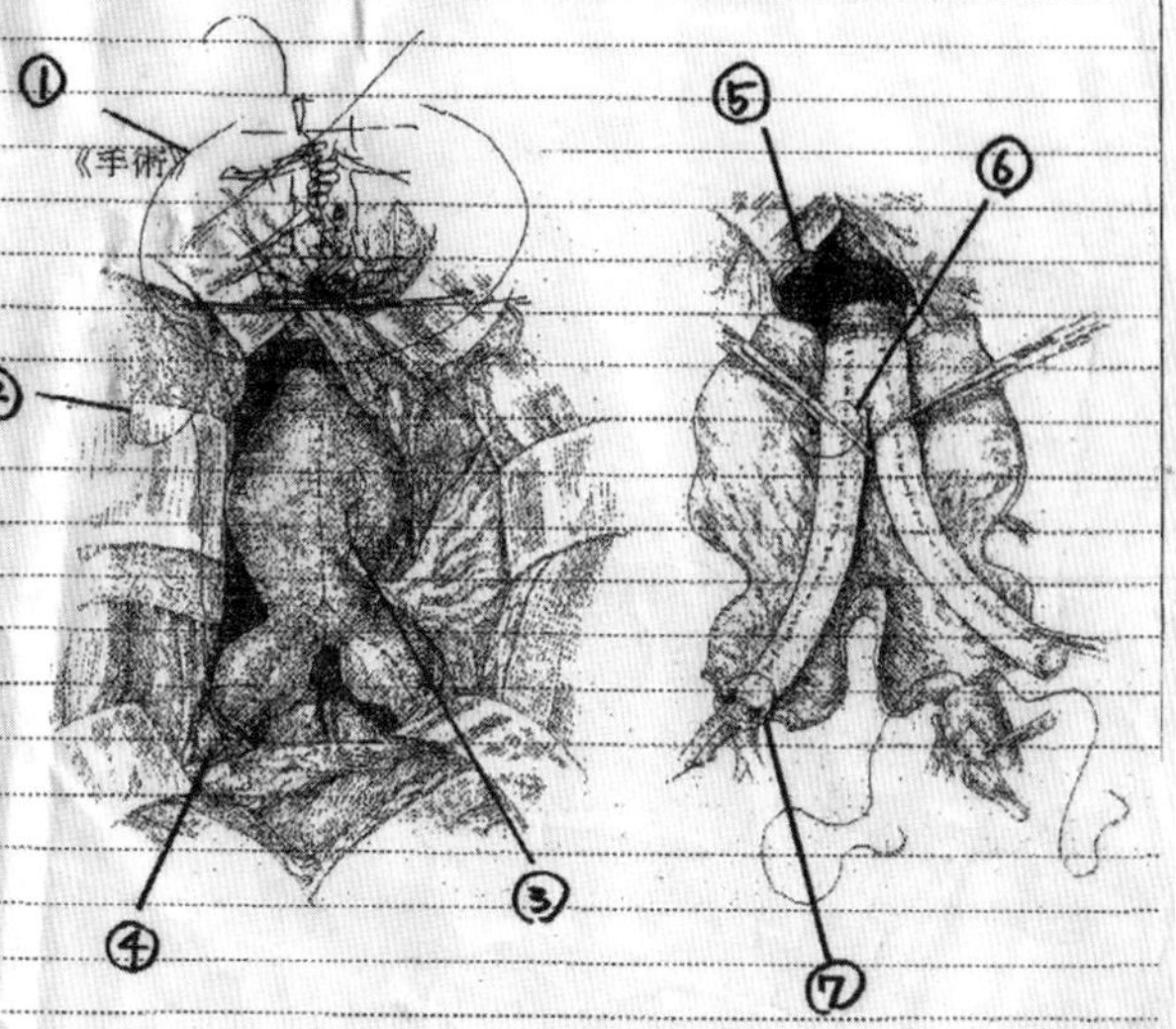

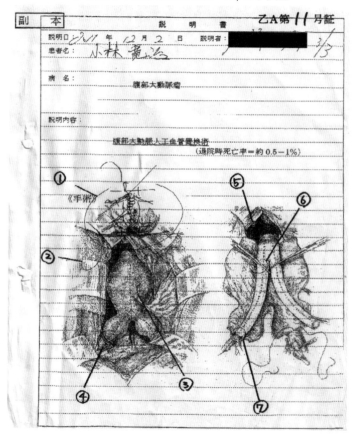

法廷で被告医師Zとの問答

被告側弁護士乙A第11号（説明書、前掲副本改竄物）を指す。

「今のお話の中で、2／3と3／3のところを行ったり来たりしてご説明しているということですけれども、その際にこちらの左半分のシェーマ、これをお示ししながらご説明いただいたということでよろしいでしょうか」

「そのとおりです」

「それでは、この乙A第11号証には、手書きのところに①から⑦の記号を振ってあるんですが、①では、どのようなことをご説明しているのでしょうか」

「①のところにおいては、今少しお話ししましたけれども、腹部大動脈瘤の中枢部側の吻合を行う際に、まず中枢側の血液の流れを遮断することによって血栓ができる、または動脈硬化症の物質が血管の中に内膜が裂けて出てくるとか、もともと存在する血栓などによって、血液の流れに乗って血栓が飛散するようなことによる腹部内臓器の虚血による合併症の話をしています」

「②はいかがでしょうか」

「②は、あまりしないんですけれども、今回これは腎臓のことを示していますけれども、右の腎臓から尿管が腹部大動脈瘤に沿って走行し、下方に推移していきますけれども、ちょうど

④のところと重なりますけれども、尿管が右の総腸骨動脈の真上を通っています。そこのときに、右の内腸骨動脈の話をしていると思います」
「では、今お話が出たので、④のところのお話、何か追加があると思います。おっしゃっていただけますか」

「尿管の損傷、あまり話さないんですけれども、手術の記載には書いてありますが、今回特に処理においてちょっと問題になると思ったので、右内腸骨動脈、繋げれば、繋ぐこともあるかもしれませんけれど、ここの処理においてはそういう腎臓、尿管、また静脈の損傷があるということが話されたと思います」

「繋げれば繋ぐ、とは何をおっしゃっているんですか」

「今回、右の内腸骨動脈においても、人工血管の吻合、可能であればそれを試みるつもりではありましたので、そういったこと、はなから否定ではなくて、可能性ということでお話ししています」

「吻合というのは、人工血管と元々の患者さんの血管を繋ぎ合わせるという意味合いでよろしいでしょうか」

「そのとおりです」

「では③に部分はどのような意味合いでしょうか」

「③の部分は、一応これは神経の走行をあらわしているもので、腹部大動脈瘤の前面には男性でいうところの勃起だとか、そういった部分に機能を及ぼす神経が走行していることがありますので、そういったところを回避して、この図では真ん中に点が描かれていますけれども、通常は右側の方を切開するのだということをお話ししています」

「⑤はいかがでしょうか」

「⑤については、記憶がありません」

「⑥はいかがでしょうか」

「⑥は、この人工血管を遮断している鉗子のことを示しているんですけれども、単純に腹部大動脈だったり、末梢の血管だったり、人工血管を遮断すると言ってもイメージが湧かないと思いますので、この図を追加しています」

「⑦はいかがでしょうか」

「⑦は、末梢の吻合になりますと、かなり血管の径も細くなってきますけれども、吻合においては血管の状態も悪いこともあって、結果的に下肢に血液の流れが十分にいかない場合もありますし、そこの血流、吻合に使った糸などの損傷によって組織が肥厚することによって、虚血になったりとかいうような症状が後々起こってくるというようなことを説明しています」

「今虚血、中長期的な虚血ということになるのかもしれませんが、そのお話というのは、2／3に戻ると、どこの話になるんでしょうか」

「内容と性格および注意事項の3、各臓器の中の下肢などというところに当たります」

「では、この下肢についての虚血をご説明いただく際に⑦の部分を図として示している。そういうご趣旨でしょうか」

「そのとおりです」

⑦はウソです。右内腸骨動脈瘤に対する大動脈・内外腸骨動脈バイパス・左内腸骨動脈の再建が説明できません。被告側弁護士は分かったようなことを言っていますが、⑦では虚血の説明はできません。実際の手技図は99頁の図の通りです。K大学病院のセカンドオピニオンです。S病院手術記録では何のことか説明できません。

もともと、患者に示した「説明図・手技図」は腹部大動脈瘤の、手術説明用のひな形であると、認めています。その上で、後付けで説明したように装っています。

全く、無理な説明です、②で初めて、右内腸骨動脈瘤を、ここで説明したように言っていますが、この図では説明できません。１３７頁の図はZ医師が面談後、約束によって送ってきた、下肢の部分の手技図です。説明書（３／３）には、下肢の部分が完全に隠されていたのです。

この弁護士と被告医師との問答は、完全なデッチ上げのシナリオです。12月1日、10分足らずの時間に、これらの説明ができるわけがありません。説明書の12月2日、そのものが架空のものだからです。

術後のセカンドオピニオン　説明書（3／3）と比べると全く違う

まるで、医学生に話すような内容です。この説明は難しくて分かりません。あらかじめ予想して、被告側弁護士が、先立って、被告に質問をして、原告側弁護士に、質問させるように仕組んだ質問を加えています。原告側弁護士は、これに引っ掛かって、質問しているのです。作り話です。説明書（3／3）には、番号など打たれていません。一つ一つ説明するわけがありません。患者の手元の説明書は、真っ白です。

説明した場所が何処であるか、話していません。本当はZ医師の外来診察室で割り込みで説明したのを無視して陳述書で病棟の別室と言っています。この問答は成り立ちません。

右内腸骨動脈を人工血管と繋げば繋げる、と言っていますが、事実は最初から、三分枝として手術室に入って宣言しています（手術室記録）。完全にウソです。「入院時看護記録」を見れば、入院時間、12月2日10時、入院方法、独歩と記録があります。すべてが虚構の上での作り話です。

ここでは、手術説明書2／3の右端の「右内腸骨動脈瘤Φ30㎜」について、この場で説明したように質問していますが、巧妙な仕掛けです、この2／3の、どこにも説明書きがありません。虚血についても、前項の目的、必要性、有効性までで、以下については、何度も述べていますが、説明していません。すべてが虚構です。

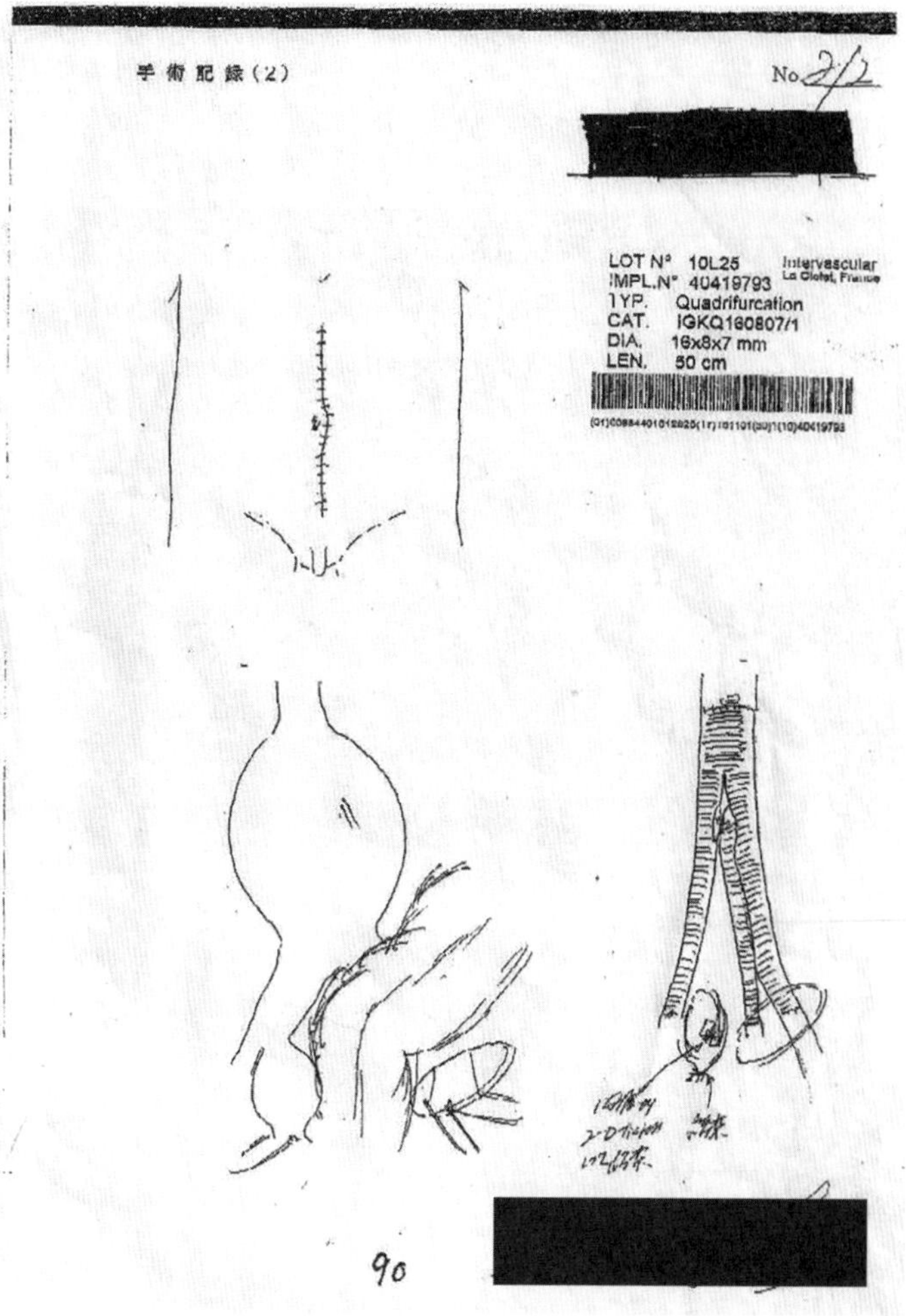

S病院が面談後、原告に送ってきた「手術記録２/２」

実際に行った、手術手技図。２/２左の下肢動脈がない。

(99頁：K病院のセカンドオピニオン参照)

術前、術後の状態

術後　　　　　　　　　　術前

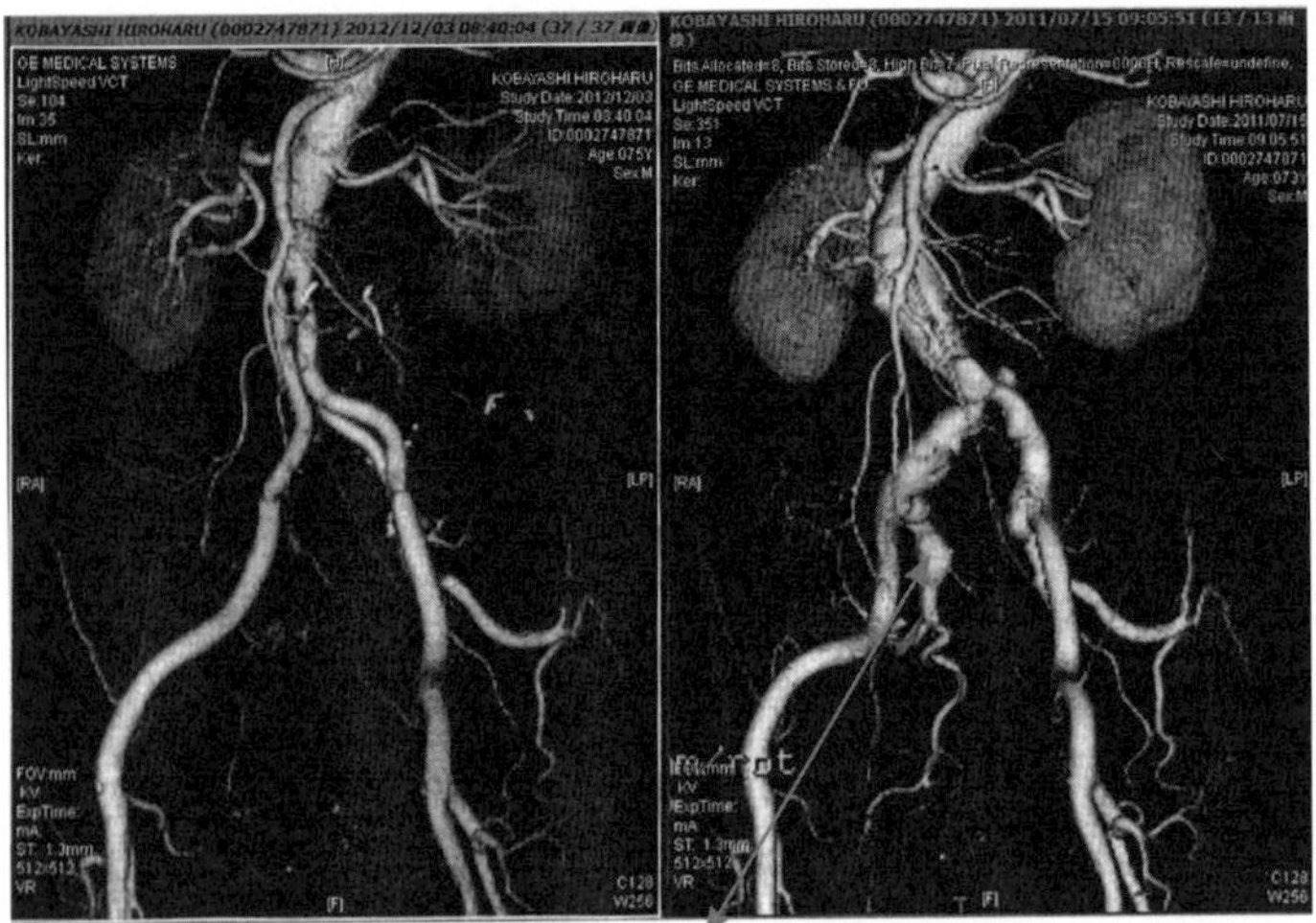

被告医師等は、**右画像の内腸骨動脈→の部分を「結紮」する手術**または、内腸骨動脈瘤の部分内に、コイルを詰めて、血流を遮断する「コイル塞栓術」を行っていれば、患者への侵襲性の低下、他の臓器に対する、負荷・多臓器不全が起こらずに済んだのです。

説明日を完全に、誤魔化すことができないのですから、いかにシナリオを書いて法廷の場で演出しても、裁判官は騙せても原告は騙せません。

被告側弁護士らは、霞が関の東京地方裁判所、医療集中部を何と心得ているのでしょうか。かくも簡単に利用することができるのです。

9

手術はこのような病院で行われた

最初から患者騙しの診療行為だった

公立S病院は古くは昭和年代に結核病院から組合立の病院となりました。平成26年8月、地方公営企業法によって病院企業団となり、現在の病院長は平成20年から勤めています。それまでは各市の市長が輪番で理事長となって経営を担っていましたが、所詮形ばかりで実質は病院長任せでした。この法律によって病院長が企業長となり名実ともに病院長としての権威と権力を持つ責任者になりました。

経営母体は病院の組合構成市で設立時は八市でしたが一市が抜けて現在は七市が母体です。

S病院は構成市の二次救急病院で、地域防災の拠点にもなっています。

しかし、病院の経営は毎年数億円の赤字がつづいています。構成市からの負担金15億円と東京都からの補助金7億5000万余りと、繰入金と補助金が収益の4分の1でどうにか運営しています。現在はK市内に立派な病棟が立っています。建物の償却費の負担も重く赤字は積み重なって経営を圧迫してくることは間違いありません。現在は公営企業であるため病院は、地域の不採算事業や高度医療を担う使命があり、赤字の経費は「地方公営企業法第十七条の二項によって当該企業に負担させることが困難な経費は一般会計から負担すべき」となっています。しかし積年の赤字の負担は、やがて構成市が処理しきれなくなることは必定です。病院は患者に支えられてこそ運営が軌道に乗るのです。病院の評判は経営を左右します。患者に支持されなければ赤字は年々積み重なっていきます。しかし、病院へのアクセスは悪く、車でなければ駅からはバスやタクシーを使うことになります。病院には駐車場がありますが、病気を患っている患者が歩いて行くのは遠く感じ、診療棟まで歩くのは容易ではありません。外来患者の待ち時間は長く、３分、５分間の診察は不平だらけです。悪いとは思いませんが退職した市職員の再雇用も目についています。親方日の丸のせいか患者サービスは劣っているのです。これでは患者からの支持は離れてしまいます。

病院は誰のためにあるのか――病院経営と病院議会議員の役割

病院経営は、患者の治療費と構成市からの経費負担で維持されています。この状態は何とかしなければなりません。市民は病院運営のために税金で１人当たり毎年、１６００円程度を負担しているのです。人口割にすると市民の数が多い構成市は年間３億円以上負担していることになります。そのため、構成市から病院経営を支援、監視するため、市民の代表として各市から2名の市会議員が病院議会議員となっています。

病院議会議員は病院から年間42万円の報酬が出ています。所属している市からは議会に参加をするたびに出張旅費が出ます。病院議員の活動は年間2回程度です。議員としての任期は2年で、他の議員へとたらいまわしをしています。他にも清掃組合等へ市代表としての参加もあり若干の報酬も約束されています。美味しい仕事は皆で回しあっているのです。ですから、批判する議員は殆どいません。むしろ病院の設備をネットで自慢したりし、病院にべったりの議員が多く、市民の要求や苦情などの声は届きません。

市民の代表者である議員は、病院に市民の意向を取り次ぎ、よりよい病院であるように働く義務があるのですが、オール与党で苦情や批判は届きません。それどころか、苦情の口封じさえ行っています。

これに守られて、病院の経営は力ある病院長の独断場になってしまいます。議員の仕事と言えば、予算、決算が主と思われ、業務上病院議会で開催される議会での質問は上辺だけで、殆ど批判的な発言は抑えられています。

小林の訴えに関し大方の議員は取り上げることを抑える側に回っていました。

議長も職権で取り上げません。これでは市民の声は届きません。改善はできません。一緒になって、臭いものに蓋をしてしまっています。

当初手術に疑問を持った小林は、市議会から代表として選出されている病院議会議員に対して紹介議員を通して、代議員2名と市長に面会し、事実を訴えました。そのうちの1人の議員が病院議会で質問したところ、既に質問状が出ていたかは知りませんが、副院長である医療安全管理部長の答弁は「**死ぬかも知れない事例で、病院としては非常に成功した例と考えている。病気は治って命は助かっているじゃないですか、をおいて、こうだあれだ、という者に対して時間がかかっても、対処していかなければならない。手術をするのだから少しは具合が悪くなるのは当然。多くの患者は医師や看護師にお礼を言って退院していく。この手の人には1円も払わない。保険金で払ってしまう事は簡単ですが、うちでは少し時間がかかっても対処していく**」と答弁しています（病院議会議事録）。

この医療安全管理委員会会長は副院長です。心臓血管外科部長のG医師が医療安全管理委員会の副委員長でしたので、G医師がどの程度詳しく話をしていたのかは不明ですが、手術内容の詳細は既に知っていたのです。この時はすでに、重大な手術であった（死ぬほど）ことなどを知っていたのです。正規の臨床研究として認めていないことで、キチンとした説明もしておらず同意を得ていないため、病院は一般の治療であるとして、対処方針を固めていたのです。

この病院で起きた医療事故その他は顧問弁護士によって処理されているのです。病院内部の法律指導、事故処理等すべてが顧問弁護士を使って、お金で人を動かしているのです。恐らくこの病院は公的病院としての医療倫理、患者の利益を重んじる意識は薄いのだと思います。手段を選ばず黒いものを白だと言って、それが通れば正義なのです。職員皆が病院長に逆らえない体質になっているのです。誰も院内で不祥事を告発する人はいません。嫌になったら退職していきます。

訴訟になる

そこで、小林は納得がいかず医療訴訟を提起しました。病院長は、原因が何であるのかを医療安全管理委員会H委員長と担当科のG部長医師（当時委員会副部長）から聞き取り、これは絶対に公表できない、公表はさせるなと命じたのです。

直ぐに顧問弁護士が呼ばれ対策を相談しました。弁護士は、G医師は腹部大動脈瘤が42～3㎜であるのを知りながら、55・5㎜と大きく捏造したCT画像を示して破裂すると言って、必要のない手術を強要したのです。ここには、説明できないことを隠す目的があったのです。だから、Z医師が12月2日（金曜日、Z医師の休診日）に病棟の別室で1時間以上にわたって、シャウカステンを使って計測しながら手術説明したと主張していたのです。残念ながら、小林はこの日は午前10時に心臓血管外科病室に入院したので説明できません。

術前手術説明をしたのは12月1日
――12月2日ではなかった。すべてがデッチ上げ

12月1日、Z医師の外来担当日で、予約患者の合間では、十分に時間を割いて説明する時間がありませんでした。これはG医師が、小林が手術同意を告げた日（11月8日）に、患者の目の前で、Z医師には確認を取らず上司としてZ医師のパソコンにメールを送って説明日を12月1日に行うようにと指示したのです。Z医師はG医師が患者に12月1日を指定したため、十分に説明したと思わせるため、外来診療のない翌日12月2日㊎と記入したのです。お互いに承知の上で行ったのですがバレてしまいました。この12月2日、小林は入院手続きを終えて午前10時に心臓血管外科の病室にいたのですから12月2日に手術説明はできないことは明らかで、病院はこれで押し通したのです。ですから法廷での被告尋問の術前説明はすべてがウソだったのです。

顧問弁護士Kは、これを聞いて余程のことをしない限り、病院長が言う、外に漏らすな、公表させるなと言われたことは実行できないと悟ったのです。

Z医師は、前にもこのような経験があり、日付を変えて書いた説明書を渡したことを患者に気づかれなかったこともあって、破裂したら死ぬと言って患者を脅しておけば、同意を取るのには容易だと考えたのです。

また、何故手術をするのか、現在の病状がどのようであるか、どのような方法で手術をするのか、術後の後遺症害はどのようなことがあるのか、手術を受けない場合のリスク等については何も説明せず、急いで同意書にサインをさせることができたのです。

本来、すべての医療行為は患者のために役立つものかどうかで判断するものだと思うのですが、この病院はそうではなかったのです。

猿芝居

被告Z医師と被告側弁護士は相謀って改竄した説明書（3／3：乙A第11号証）で芝居を打ったのです。

被告側弁護士は原告側弁護士に先立って被告Z医師に質問する（3／3を示し）。

被告側弁護士「原告に対する術前説明で、手書きの部分が複数あるんですが、それぞれ何時書き込んだものなのでしょうか」

Z医師「説明日のところと、後文章が連なっていることを示す1／3、2／3、3／3というのは前もって書きます。あとは、手術説明の時に、随時説明しながら加筆していきます（2／3を指示）」

この説明書3／3は腹部大動脈瘤の手術手技図で、Y型の人工血管を使った手術図です。

実際に使った人工血管は四分枝であるのに、Y型で説明しています。

説明しながら加筆していると言っていますが、2／3のアンダーラインは先に書き込まれたもので、Z医師の説明は成り立ちません。また小林の手元にある説明書2／3には何も書かれていません。原告はこれらは捏造したCT画像とともに証拠として提出しています。今更、この証拠としてあたかも説明したように細工をして提出しているのです。手術説明時に随時、説明しながら加筆することは不可能です。また説明日の12月2日は嘘です。

被告側弁護士「説明にあたっては、この説明書に記載されたことを項目ごとに順番に話していくのでしょうか」

Z医師「いいえ、そうではありません。特にこの2／3と3／3に関しては、3／3は分かりやすく伝えるために後から追加したもので、3／3と2／3を交互にというか、随時説明しています」

被告側弁護士「あとから追加したという話がありましたが、これは今回のケースについて、手術後につけたとか、そういう趣旨では」

Z医師「いや、そうではないのです。以前という意味です」

被告側弁護士「そういう趣旨でよろしいですか」

被告側弁護士はこのように言って、次から次へと番号を振ったところの改竄した説明書をかざして演出しました。しょせん絵空事、弁護士説明責任を逃れようと演出したものです。

被告Z、被告側弁護士ともに嘘八百並べたてる

Z医師の説明はウソだらけなのです。弁護士が巧みにシナリオを書いて質問したのです。話題にしている説明書3／3は改めて言う必要のない腹部大動脈瘤の手技図です。証拠として提出した小林の手元にある説明書は、術前説明の時に医師から渡されたもので、乙A第11号証と違って、丸も、アンダーラインも何の書き込みもありません。Zは2／3と3／3を交互に捲り随時説明していると言っていますが、このようなものに該当するものはありません。説明書2／3は、先ほども言っているように、病名、手術目的、注意事項を説明したもので、手術手技図とは関係がありません。見ていないものはそうかと思うでしょうが、見て内容を知っている人は、誤魔化しだとすぐに気がつきます。これも通ってしまい、不可能な話です。

被告側弁護士はこれを指して、①は何を説明、②はなにと、説明したことを言わせましたが、できません。2／3の説明書と符合するところがないからです。あり得ないことです。これが猿芝居というのです。原告側弁護士も、追従して④はどうですか、〇はどうかと、聞いてしまったのです。まるで本物のように手を加え、あたかも詳細に説明しているように工作していますが、不可能です。原告側弁護士も偽造と気づくはずなのに質問や反論をしないのです。説明書3／3の説明を患者が受けているように改竄した説明書3／3を追認したのです。

小林はこんな猿芝居も見抜けない代理人にも失望したのです。

説明日の細工に気づいたのは、訴訟するにあたってでした。何故、２／３に説明もしないのにアンダーラインがついているのか、誰かに説明したもののコピーかと思ったのです。

小林の妻は、同伴者に12月1日病院に来てくれと、前もって甥と友人に頼んでいました。妻と同伴者２名は、説明書の内容はみていません。したがって日付については気づくはずがありません。後日、同伴者に聞いたところ術前説明に行った日は、月が変わった、12月1日に間違いないと言いました。小林たちはZ医師に完全に騙されてしまったのです。

手術説明書は腹部大動脈瘤の外科手術書をコピーした偽物と証人G医師が証言

G医師が証人尋問で、Z医師が小林に渡した手術「説明書（同意書）、１／３、説明書２／３、説明書・手術手技図３／３」は小林の手術を説明するものではなく、何処にでもある腹部大動脈瘤、開腹手術のY型の人工血管を使った手術説明図でした。G医師は腹部大動脈瘤の手術説明に、これを定型化したものを使っていると証言しました。これでは小林の手術説明書ではありません。まして３／３図は腹部大動脈瘤のY型人工血管を使った手技図であり、実際は四分枝人工血管を使った手術でした。

被告尋問で原告側弁護士は、この説明書に対して、「この説明書は、不正確なところがあるということは分かっていらっしゃいますか」と尋ねたところ、被告Z医師「最大径が約55㎜というところが不正確であることは分かっています」と平気で答えています。捏造した動脈瘤の大きさを信じて手術を受けて術後障害を起こしている患者を前にしての証言です。

「どうして、重大なところが不正確なのでしょうか」

「現時点では分かりません」

自分で病名を書いて説明して手術していながら、肝心な所は「分かりません」と言うのです。不正確なことを知っていて手術をしたのです。これは明らかに犯罪です。

「腹部大動脈瘤約55㎜、嚢状型の嚢というところに黒い点が打ってあり、あなたはこれを強調したと言っているのですが（説明書を示して）、これ（嚢の文字の上につけた・点）が見えませんか」

「見えなかったと思います」

何で見えないというのか、自分で特に強調したと言って点をつけ、丸をつけていることを、分からない、Z医師は、自分で書いたことを見えなかった、と言っているのです。分からないと言ってとぼけているのです。

「説明しないのですか、強調しているといっているのですから、言葉にも出さなかったというのですか」

「43㎜という話はしています」

「55㎜と書いた説明書を渡して43㎜と言ったというのですか、そこに書いてある瘤の大きさに自然と目がいきますよね」

「行かなかった」

「この説明書は、定型化されていますよね」

「定型化されてないところもあります」

「何処ですか」

「定型化されてないのは日時ですかね」

「説明日は」

「説明日と、手術予定日」

「あと、病名」

「病名」

病名は後から書いたと言っています。

「その下の狭心症とか、服用しているバイアスピリン」

「その他はどうですか」

原告側弁護士は定型化した説明書であると認めさせました。次に説明書2／3、右端に手書きした、「右内腸骨動脈瘤Φ30㎜」を指す。

「これは、定型化されたワープロでプリントしたものに書いていますので、後から手書きで書いています」定型化したコピーと認めた。

「手書きの部分が後になりますね、そうすると、手書きの部分にもう一つ、右内腸骨動脈瘤の30㎜というところがあるんですが、これはいつ書いたのですか」

「その当日だと思います」

「手術説明日ですか」

「そうです」

「すると、それは小林さんに説明しながら書いたんですか」

「いや、これは前もって書いてあったと思います。ドットを付けたのはその時だと思います」

これはウソです。先に、ドットをつけアンダーラインを引きながら交互に説明していると言っています。当日慌てて書き込んだのは右内腸骨動脈瘤だけです。病名らしきものを書き込んでいながら、自分には分からないと言い、最後になって右内腸骨動脈瘤の手術は腹部大動脈瘤の説明で足りる、と言うのです。

説明書2／3にはすでにドット、文字の丸囲み。アンダーラインは説明しながら引くというのは不可能なことです。片方は患者が持っているのですから、説明しながら、交互に印をつけるなどできないのです。苦し紛れにウソを言って逃れるのです。原告側弁護士はそれ以上追及しませんでした。

説明書2／3はワープロで出力前から付けてあったか、出力後か、いずれにしても、時間の差があります。ドットを付けた時と右内腸骨動脈瘤Φ30㎜は説明書と同じ時間ではありません。Z医師は右内腸骨動脈瘤Φ30㎜と手書きしたのは説明当日だと言っています。説明できるわけがありません。

原告側弁護士は「この説明書２／３に欠けていると気づいたのは、そうすると、何時になるんですか」右内腸骨動脈瘤径Φ30㎜を再度指す。

「これを作成した時です」

作成した時ではなく当日です。自らそう言っています。

「G医師が小林さんに渡したCT画像には28・６㎜と書いてあります。あなたは、G医師からカルテを渡された、と言っています。何時の時点で１・４㎜も大きくなったのですか」

「……」

この説明書は、ワープロで作ったと言っています。そして手術目的の右内腸骨動脈瘤Φ30㎜と書いてないことに気づいたのは説明当日だと言っています。手術目的が抜けていたので、慌てて説明直前に手書きしたのです。だから、説明書も手術手技図もついてないのです。

患者は命を懸けているというのに、肝心の手術目的の説明がないのです。Z医師は隠しているのです。腹部大動脈瘤の手術説明でいいわけがありません。腹部大動脈瘤は手術適応はなく、形状も破裂するものではなかったのです。こんないい加減な医師がいるのです。

内腸骨動脈瘤は30㎜からが手術適応と言われていたので適応状態に拡大したのです。右内腸骨動脈瘤については、ここの書き込みだけで、他には一言の記載も説明もありません。病名欄の下に患者の既往症など身体状態を書いたように書くはずです。

原告側弁護士「3／3の説明書（手術手技図）に書かなかった理由は何ですか、この図は腹部大動脈瘤のY型人工血管を使った手術手技図ですが、実際の手術は四分枝人工血管を使っています。理由は何ですか」

「それは、ちょっと分かりません」

何故手術に四分枝人工血管を使ったか、理由は分からないと使用意図は答えていません。

Z医師は自分で書いたY型手技図と四分枝の人工血管を手術に使った理由を説明できないのです。手術はこの図（説明書3／3）の下肢部分を手術しているのです。四分枝の術式が抜けているのです。手術説明をしていると言っていながら説明できない。これでは右内腸骨動脈瘤の四分枝人工血管置換術は全く説明になりません。Z医師はY型の人工血管の手技図をもって、これで説明ができている、と証言しています。こんな説明が通りますか。しかし、裁判所は説明責任は果たされていると判断しているのです。

原告側弁護士「同意書（1／3）にも腹部大動脈瘤だけで、右内腸骨動脈瘤は、書かれていないのですが、右内腸骨動脈瘤の手術というのは、離れた下肢にあるのですが、腹部大動脈瘤と一体化しているんですか、それとも部分も違うので別個に病名として成立しているんですか、別個の手術というのもあるんじゃないですか」

「ちょっと言っていることが分かりません」

別の所では、右内腸骨動脈瘤の手術は腹部大動脈瘤の手術に含まれていると言っています。

Z医師は、答えない。下肢領域の内腸骨動脈瘤は腹部大動脈とは離れています。病的には腸骨動脈瘤です。原告側弁護士は何故か、これ以上追及しませんでした。

Z医師は、答えられない、旗色が悪くなると、わざとはぐらかし右内腸骨動脈瘤について何の説明もしていないと、先に言っているのですから、原告側弁護士は、諦めずに質問を続けるべきでした。

原告側弁護士「下肢の虚血症状についてのご説明で、今のお話に追加されることはございますか」

Z医師　「下肢の虚血、お話しするときは大体極端な場合をお話しするんですが、当然手術が終わった直後に足が黒くなって壊死を起こすという場合がありますし、痛みが残る場合もありますという程度にお話ししています」

この話は、重要リスクであり、当然説明すべき事項です。小林は説明を受けていません。腸管虚血で大腸が壊死することは聞いていませんし、そのことが起こるとは予想もしていません。右内腸骨動脈瘤を結紮し、臀部への血流を止められ、殿筋虚血になり痛みによって歩行困難になったことに対しての質問でしたので、この答えには驚きました。

原告側弁護士「右内腸骨を結紮すると、殿筋跛行が生ずる可能性については、原告に説明していなかったということでよろしいですか」

Z医師「その通りです」

原告側弁護士「では、この歩行困難・殿筋跛行について、説明していないのは何かわけがあるのですか」

Z医師は右内腸骨動脈を結紮して起こる術後障害は殿筋跛行で歩行障害が起こることが一番大きな障害であると、自らの論文に書いています。

小林は、この内腸骨動脈の手術について全く聞いていないのです。被告も説明していないと言っています。これで、手術とその説明責任が果たせたというのでしょうか。

原告側弁護士は追及を止め、質問を変える。

原告側弁護士「では、続いて説明書の中に代替可能な医療行為及びそれに伴う危険性について、という項目がありますが、原告に対してどのような説明を行ったのでしょうか」

Z医師「まず、ほかに一応治療法があるという話は必ずします。例えば以前に数回お腹を開けて手術をしたことがあるとか、全身状態が悪く、全身麻酔ができない場合に、ステントグラフトが考えられます」

Z医師は他に治療法があると言いながら、小林が聞いたステントグラフト内挿術についても、何も話していない。

原告側弁護士「原告がステントグラフトについて聞いたら、『うちではやってない』と言われたそうですが」

Z医師　「うちではやってない、と言いました。もし適応があれば話をします」

厚労省は2004年にステントグラフト内挿術を保険適応にしています。患者の選択肢として可能なことになっていたのです。被告病院が意見書を依頼したK福祉大学OB医師の意見書にも、ステントグラフト術を説明しないのは、いかがなものかと、意見書に書いています。Z医師はそれを承知でウソを言っているのです。

ここで、被告側弁護士が割って入ってくる。

「代替可能な医療行為としてステントグラフト内挿術が説明されています。限られた施設での実施とされているのですが、原告側弁護士が指摘したのですが、どこでも実施することが可能なんですか」

「そうではありません」

「何か条件がありますか」

「詳しくは知りませんが、認定施設にならないとやれない手術であると思います」

「今お話がありましたが、認定施設にならないとできない術式であると、そういうことでよろしいですか」

「そのとおりです」

被告側弁護士が、代替医療としてZ医師が「うちではやってない」と説明しなかったことについて、ステントグラフト内挿術は、限られた施設でなければできないと言って、これを説明しない理由としていますが、これは代替可能な治療法を説明しない理由にはなりません。話のすり替えです。原告は手術説明で記載のある、ステントグラフト内挿術について聞いているのです。

医師が患者に予防的療法として、当時の医療水準として確立した治療法には開腹手術とステントグラフト内挿術があるのだから当然どのような治療か説明すべきです。

その治療法の説明を受けていれば、患者の生き方が変わるかもしれないのです。またいずれの方法を選択するかは、自主的な選択によるべきです。説明もしないで、押しつけた開腹手術による人工血管置換術は患者の生き方を妨げたのです。また、被告弁護士が、限られた施設でなければステント治療はできないという主張はきわめて不適当、大事な選択肢の説明に替わるものではありません。

原告側弁護士は、設備やそれを扱うことができる認定医がいなければステントグラフト術は行えないことは分かっていて、開腹手術以外の選択肢を説明していないことを何故なのか聞いているのです。

ここで殆ど口頭弁論に出ていないＴ裁判官が割り込んできて被告に質問する。

裁判官「説明内容のところにある目的、必要性、有効性と書いてあるところの、破裂可能性というのは、これは動脈瘤の径の大きさに応じたデータということでよろしいですか」

この説明書は定型化した説明書のコピーであり一般的な紡錘形の説明書です。

被告Ｚ医師ではなく被告側弁護士が代わって答える。説明責任は果たしていると、手術を正当化するには、どうしても嚢状瘤でなければならないのです。

被告側弁護士「これは紡錘状タイプの場合の破裂確率です」

原告は複数の専門医にＣＴを見てもらって、嚢状型ではないことを確認しているのです。

原告側弁護士「本件、小林さんは、嚢状型なので、ここに書いてある率より高いというのですか」

説明書で紡錘型と言っていながら、被告側弁護士は嚢状瘤にすり替えてしまいました。

「嚢状であれば、大きさに関係なく手術すべきとガイドラインに書いてあります」

ウソです。「大動脈瘤・大動脈解離診療ガイドライン」には、大きさに関係なく手術とは書いてありません。

ここで、被告側弁護士は腹部大動脈瘤が大きさに関係なく、手術すべきと決め付けたのです。

原告の動脈瘤の形状は、紡錘型と「判別ができないもの」で大きさも手術適応はなかったのです。

証人尋問でG医師は「カルテに偏心と書いてあり、嚢状瘤とは書いていません」と発言しており、説明書を見た裁判官は、説明書から当然嚢状瘤と判断できなかったのです。実際の例示は紡錘瘤で示されているのですから当然です。

「大動脈瘤・大動脈解離診療ガイドライン2011」（証拠として提出）では、動脈の一部のみが瘤状に**突出**した場合を嚢状瘤としています。原告の場合は瘤の突出はなく明確に紡錘型に鑑別できるのです。腹部大動脈瘤のリスク評価として、瘤形状としては、紡錘型よりも嚢状の方が破裂確率は高い、と記しています。被告側弁護士は原告側弁護士、裁判官たちを医学知識に欠けているとみて、いい加減なことを、尤もらしく言ったのです。

「これは嚢状瘤であると、小林さんに言ったのですか」

被告Z医師が替わって、「必ず言います」

これも、ウソです。瘤の形状についての説明はありません。嚢状瘤とは、Z医師の手術説明書の病名に初めて書かれていたのです。それは嚢の文字上に点（・）を打って強調しているのです。そのように被告Z医師自身が証言しています。術前のCT画像を見た多くの医師が嚢状瘤ではないと言っています。

裁判になって、このウソの説明書、同意書、説明書（手術手技図）の日付が問題になることを恐れて、患者が入院した日を説明した日にし、すべての書類を電子化途中であると言って肝心な一日だけを電子化したように改竄し、偽造し、全くなかった書類を陳述書に紛れ込ませたのです。

しかし、改竄できずに、齟齬や漏れ、整合性のない喰いちがいが随所にありました。文字通り〝頭隠して尻隠さず〟です。

また、説明責任逃れのため、被告側弁護士は被告Z医師と共謀し、今までの経緯に照らし陳述書を弁護士の指示のもとで作成し口裏を合わせるために綿密な打ち合わせを行い、恐れることもなく法廷で打ち合わせ通りのシナリオに従い先立って被告側弁護士が本人尋問で、肝心な部分を質問し予定通りの返事を引き出す芝居を打ったのです。

まんまと、裁判長以下陪席を騙すことに成功しました。また原告側弁護士も引きずり込まれ同じ質問を繰り返し、芝居を裏づけてしまったのです。裁判長はまさか、知らずにいたとは思えません。

小林はなんのために病院が、これほどまでして真実を隠さなければいけないのか、不思議に思いました。「実はこれこれだった」と詫びれば済んだことだとも思いました。腰の痛みとお腹の膨満感、歩行時の痛み、歩く距離が次第に縮まり、家の中だけでしか動けない生活になってしまいました。実は、絶対に隠しとおさなければならない理由があったのです。

これほどの障害を与え、説明責任から逃げまわり、裁判を曲げてまで守らなければならない真実とは何なのか、それがG医師の捏造したCT画像のウソで明らかではないのか、**人を騙し**

て、同意なき手術（臨床研究）「人体を使った四分枝人工血管とY型人工血管との比較研究」を隠すため、術前説明書を偽造し、手術記録を改竄し、偽り通したこと、執刀医のZ医師（指導医、第一助手として手術に参加したG医師の計画）のウソ偽りだらけの下手な手術を隠すため、または、手術に至る全容を隠すためか病院が主体になって隠し続けている真相を守るためだったのです。

それが、最初のCT画像の捏造、カルテの電子化、更に手術説明日の偽造、説明書の改竄、法廷での猿芝居だったのです。

そのために、あろうことか公正公平であるべき裁判官も巻き込んだのです。

手術の真相 10
一審判決は「わざとがましい誤審」

診療経過を無視し、証拠も無視した間違った判決

２０１６年（平成28年）10月12日、東京地裁の判決は「棄却」でした。これでは、何のために訴訟したのか訴える理由がないと言うのです。あきれた裁判でした。これでは、何のために訴訟したのか分かりません。裁判で正義が示されなければ世の中は終わりです。

沢山ある証拠もどうしてか、何にもなりませんでした。

何度も言いますが、公立S病院の当該科の医師には患者を治療するという医師の基本的職業倫理が欠けていました。そしてこの手術にはかくされた他の目的がありました。

説明書３／３ではY型人工血管を使うといっていながら実際には四分枝の人工血管に変更した同意なき手術だったのです。

四分枝人工血管を使用して腸骨動脈と一緒に腹部大動脈瘤を一度に置換するという、あまり他所ではやってない難しい手術を原告には内緒で行ったのです。本来の手術と全く違った実験

であり、正常な治療法とは言えない手術だったのです。それに加えて、内腸骨動脈、外腸骨動脈が良好な患者の部位を犠牲にしているのです。同科の論文では、本邦では高齢化が進み特に女性患者が増えるので、四分枝再建の需要が増えるというのが四分枝使用の目的だというのです。このようなことで、原告が選ばれて実験台に利用されたのは許せません。

執刀医に命じられたZ医師は上司のG医師の指示に従いましたが、当然行うべき術前の手術説明を外来診察中にかまけて手術の説明を受けるために患者に同伴した者からも同意を取っただけで、忙しいという理由で診察室から追い出し、かつ一度も患者と顔を合わせて診察することなしに無診察で、同年12月7日に手術を行ったのです。あきれた術前説明でした。

患者の身体状況がどのようであり、前立腺がんの手術歴や鼠径ヘルニアの手術痕、狭心症の治療で冠動脈にステントを留置し、血液をサラサラにするバイアスピリンの服用を知りながら止めることなく、上司のG医師に言われるまま、手術にあたったのです。

G医師にはZ医師が患者に術前説明をせず、手術の危険をも説明しないまま、手術をさせた指導者としての説明責任があります。

Z医師は腹部大動脈瘤手術に熟練した医師ではなく、赴任して8年間も手術をしたことがないG医師の指導の下で、準備書面には四分枝人工血管の置換術に習熟しているかのように書かれているが、四分枝人工血管を使って手術を行ったのは1年10カ月で14例程度でしかないのです。四分枝人工血管置換術に習熟しているとはとても言えない医師だったのです。

習熟していれば、術前の診察を怠り（手術室で三分枝に手術に変更）、総腸骨動脈、下大静脈、右内腸骨動脈等いずれも重要な血管を損傷し、大出血をきたし、術中においては、再建すべき下腸間膜動脈を結紮（縛る）、右内腸骨動脈を結紮し、大動脈背部から発出している腰動脈4本も結紮した。患者にとっては、よく生きていた、という大変な手術でした。

公立S病院（医師等）は手術状況、経過について手術に立ち会った家族らにも術後一度も説明をしませんでした。毎朝診察には回ってくるが、傷口を見るだけで両医師とも逃げるように行ってしまうのです。ですから患者は、手術はうまくいったものと思っていたのです。

患者の健康を顧みない悪辣な行為

この治療目的外の随伴治療行為を受ける患者には、少なくとも、治療目的と異なった権利利益に対する侵害の危険性があるので、これを説明し同意を得ることが絶対に必要だったのですが、同意を取りませんでした。

このことを法廷で聞かれると、**内腸骨動脈瘤の同意は腹部大動脈瘤の手術説明で足りる**と言って逃れようとしたのです。患者の診療契約では、このような他事目的は全く想定もしていないのです。病院はこの事実を隠し通したのです。だからどうしても辻褄が合わず、馬脚が現れたのです。

被告等はこの他事目的を遂行するために、通常の手術では、右内腸骨動脈瘤を結紮することで、治療目的が達成されるのですが、医師等はこれをしませんでした。

この腹部大動脈瘤が大きさ、形状とも手術の必要がないことを知っていて、病状のある右内腸骨動脈瘤だけを手術することでは満足せず、この手術も経過を見るという正しい判断をしないで四分枝人工血管を使うために腹部大動脈瘤を過大に捏造し、更に動脈瘤の形状も、今にも破裂する嚢状瘤と手術説明書に書いて、小林のサインを取ったのです。G医師、Z医師ともにカルテに書いてあるという動脈瘤の大きさ（42～3㎜）を患者に知らせず、カルテに書いてあるから説明したと全く矛盾したことを言っているのです。

被告医師等は、他事目的があり、これを行うことにより生ずる危険があり、実際に難しい、あまり他所ではやっていない（Z医師の証言）手術を行っているのだから患者に対しては、当然その行為について事前に説明すべき義務があるのです。被告はそれをあえてしませんでした。

診療の概念

診療とは、特定の患者の直接的利益を目的とする検査、診断、治療（薬の使用、手術等）、リハビリ、予防等であって、既に医学的に認められている行為を言う。

であるから、診療、治療の一方を欠きまたは双方を欠いている医療行為を診療と区別して

「研究という」と、しています。

問題点、事件を総括する

心臓血管外科部長であるG医師は、腹部大動脈瘤の検査結果をガイドラインの手術適応の大きさまで拡大捏造したCT画像を患者に渡して「手術」と言い渡しました。そして逃げまわる患者（小林）を紹介医に頼んでまで、執拗に手術に同意を求めました。その結果、患者が仕方なく同意したのです。

1　小林が結んだ診療契約の問題

ア　診療契約は、病名「腹部大動脈瘤（嚢状型：最大径約55㎜）」の診療であり、説明内容は「腹部大動脈人工血管置換術」であり、手術手法は説明書3／3の示す手法（腹部大動脈瘤・Y型人工血管）で同意したのである。

イ　被告らは、説明も同意もしていない右内腸骨動脈瘤を四分枝人工血管を用いて大動脈から総腸骨動脈、内腸骨動脈まで置換した。診療契約違反がある。

ウ　右の契約違反には、説明書にあるY型人工血管を使用せずに患者に説明も同意も得ていない四分枝人工血管を使用した比較研究であり、診療契約に違反している。

エ　手術説明書は腹部大動脈瘤の手術ひな形をコピーしたもので、腸骨動脈瘤の手術は説明できない。

2　執刀医であるZ医師は、手術当日まで、一度も患者を診察していない医師法違反がある。

3　被告らは、診療契約の問題を隠すため、検査結果を捏造し、さらに手術説明日、説明書を偽造した。

4　Z被告は、術後の面談で約束した「手術記録」は内容が杜撰で間違いが多く、項目を飛ばしていた。明らかに誰かの手術結果を上書きしているもので、不正確なもので信用できない。

5　被告Z医師は手術説明した場所・時間を偽り、法廷の被告側弁護士の質問に共同して、改竄した手技図（説明書3／3の副本と称して）をもって被告側弁護士の書いた架空の物語で、手術説明をしているごとく、演技し、判決を意図的に曲がった方向に導き、誤った判決を下させた。不法行為がある。

6　原告の手術は腹部大動脈瘤の治療だけではなく、無届の臨床研究という隠れた他事目的があった。
そのため、手術に同意させるため動脈瘤の大きさ等を捏造し、文書を偽造した医療法違反の犯罪行為がある。

7　以上の経過があるにもかかわらず、東京地裁裁判長は当初から判決は棄却と決めて、真摯に訴訟と向き合わなかった。この態度は役人にはあるまじき不真面目、公務員としての職務怠慢がある。

これが、原告小林の手術と訴訟の結果です。このような事は絶対に許すことができません。この事実を多くの人に知ってもらうことによって、病院が反省し、二度とこのような不祥事を起こさないよう願うものです。

この一連の事件を主導した病院長の責任は重大です。

手術の真相
11

一審判決を顧みて

そもそも、東京地方裁判所医療集中部裁判官は訴訟の趣旨を全く理解せず、原告の訴えは一切聞かずに、被告側弁護士の言いなりになって判決を下したのです。

原告の訴えは、単純・明確な理由でした。

○捏造したCT画像を信じさせて、必要のない手術を実施した。
○病名（腹部大動脈瘤）はウソ、手術適応はなかった。右内腸骨動脈瘤は手術適応だったが患者には全く説明しなかった。
○術前説明日の日付はウソでこの日に説明はなかった。
○説明責任を逃れるために偽りの説明を繰り返し責任回避に終始した。
○手術は、四分枝人工血管を使用するために腹部大動脈瘤を拡大捏造し手術適応にした。
○被告の言い分はすべてが作り話で、臨床研究隠しの同意なき手術だった。

○人証調べの法廷で、被告医師は時間をかけて被告側弁護士が書いた作り話の芝居を打った。

〈東京地裁裁判長の判決〉

判決は最初から「棄却」に決まっていた。

判決は裁判長次第でどうにでもなる。

証拠による判決ではなく、棄却を正当化するための作文であった。

判決文は難しく何を言っているのか原告の認識とはまるで違う理解しがたい内容だった。

裁判所は過去の判例を無視している。


公立S病院は、患者を騙して、治療に見せかけた必要のない手術を行い、取り返しのつかない身体、小林のQOLに損害を与え身体障害者にした。

幸い死ぬことがなく、生きているので、法律上の医療事故にはなりませんでした。

裁判は、手術に至るまでの経過を無視した一方的なものでした。手術の同意に至るまでの経過を切り捨てた、術後についてのいいかげんな審理でした。それも、被告の具合の悪い言い分に蓋をした中途半端な作り事を被告側弁護士が論じたものでした。

一言でいえば、自分たちの都合、臨床研究のための、治療目的外の詐欺行為の騙し手術と

「インフォームド・コンセント（説明と同意）」違反にあるのです。

最高裁判所、平成13年11月27日判決「診療契約に基づき特別の事情がない限り、患者に対し、当該疾患の診断（病名と病状）実施予定の手術の内容、手術に付随する」危険性、他に選択可能な治療法があればその内容と利害得失、予後について説明をすべきである。

これと他に最高裁の判例を証拠として提出しましたが、無駄でした。

最高裁判所の判例は、最高の約束事で、同一の問題に対しては、常に前提として守られなければならないのです。裁判所が最高裁の判例に縛られることがないとは、あきれてものが言えません。

原告側弁護士が黙っているのですから、小林はどうすることもできないのです。裁判官も人の子、誘惑やおいしい話に弱く正義・公正は医療裁判には望めないのです。

民事訴訟は刑事訴訟と違い、事実はどうでもいいのです。原告側弁護士は口で負けてはいけないのです。積極的な攻撃力と防御、理論武装をしなければ医療裁判には勝てません。プロなのですから、依頼者を守るために努力してもらいたいのです。

小林の弁護人にはプロ意識が欠けていました。被告側弁護士は正義や公正はどうでもいいのです。どのような手を使っても勝てば正義なのです。弁論で言い負かしたら勝つのです。確実にするには裁判官も抱き込めばいいのです。こんな裁判が、日本のど真ん中の司法の足元、霞が関の東京地裁で公然と行われているのです。裁判官は一体、何のためにそこにいるのでしょうか。

裁判制度は国家によって、私的紛争解決のため用意されたもので裁判官はこの解決のため争点整理を行いながら、ルールに従い最終的には証拠の評価、裁判官の心証によって適正な判決を書くのが仕事ではないかと思います。原告はこのため印紙税を払って、国家にお裁きをお願いしているのです。

訴訟とは何だったのだろうか。裁判は正義の実現にあるのではないでしょうか。

被告病院は反省もせず、改革・改善もしないというのです。原告とは何の約束もしていないと言うのです。

現実の民事裁判には驚きました。正しいことが医療裁判となると裁判官の心証が優先され全く別世界になってしまうのです。常識は通じません。証拠も不用なところだったのです。

何故、正しいものが、正しく評価されないのでしょうか。これでは、裁判をしても何の意味もなくなってしまいます。正義は通らないのです。

12

判決から控訴審へ

控訴審は一審の裁判所の判決に納得がいかない場合に、控訴期間内に原裁判所に提出して行う（民事訴訟法２８１条）となっています。控訴期間は判決書または調書決定の場合の調書送達を受けた日から2週間の期間内である（２８６条1項）。控訴状には、当事者・法定代理人、原判決の表示およびこれに対して控訴をなす旨の記載が必要である（必要的記載事項。２８６条2項）。原判決の取り消し、変更を求める事由（控訴理由）も具体的に記載すべきであり、この記載がない場合は控訴提起後50日以内に控訴理由書を提出しなければならない（規１８２条、ただし、任意的記載事項とされている）。

控訴審裁判長は、控訴状の必要的記載事項や印紙の貼用を審査し、瑕疵があれば瑕疵補正を命ずるが、補正がなされなかったときは控訴状を却下する（２８８条）。

（『民事訴訟法第2版』〈有斐閣〉）

控訴審というのは、現実に一審の判決の効力が強く（続審制）、おかしな話ですが高等裁判所は、改めて控訴理由を検討することはしないようです。控訴理由を審査しないなら上訴した意味が全くありません。高等裁判所は審理もせず、被告有利の条件で和解を押し付けるところでした。

小林の訴訟は、最初から訴える医師について原告と原告代理人とで意見が違っていました。原告は、最初に捏造したCT画像を渡して「手術になります」と言った心臓血管外科部長G医師と執刀医のZ医師、そして公立S病院を共同被告とすべきと言いましたが、原告側弁護士は、具体的に手術説明書にウソの病名を書き、手技図と異なる手術をした執刀医Z医師の方が立証しやすいと言って公立S病院とZ医師を被告にしました。捏造したCT画像を患者に渡し強引に手術を承諾させたG医師は何故か被告にしませんでした。

裁判長は、私に対し、病院を被告としているのでG医師は含まれていると言いながら、適当なところで利用し、肝心なところ、偽CTは除外したのです。G医師を被告にしなかったため、裁判長は口頭弁論においても、動脈瘤の大きさを捏造したCT画像の問題を審議することをせず、偽造した証拠（CT画像）の決着をつけませんでした。偽物のCT画像を渡して、情報工作をし手術を決定した張本人G医師は被告にならなかったのです。

これは原告側弁護士の失策でした。事件を簡単とみて原告の話をよく聞かなかった、また調べなかったからです。

第7回の口頭弁論期日において、小林は、手術適応とみせかけ、捏造CT画像を患者に渡し手術を決定したG医師を被告に追加したいと裁判長に訴えました。原告側弁護士もようやく小林の言っていることが分かり「G医師を追加してもいいが、印紙代は掛かる」と消極的に応じましたが、裁判長は、「原告は病院を訴えているので、G医師は含まれている。改めて追加する意味はない」と拒否されてしまいました。一見、もっともな意見かと思われましたが、結果的に、裁判長はG医師については、被告として扱わず（証人）、捏造画像問題から除外し、判決からは、手術に至った一番重要な診療過程で患者を騙して手術を実行したG医師の捏造CT画像は証拠から除外してしまいました。裁判長はG医師の捏造画像を問題にしたくないために診療経過をあえて無視し続けたのです。

また、手術の目的である右内腸骨動脈瘤を**四分枝の人工血管**を使って腹部大動脈瘤と一緒に手術するという、目的外の手術は審理のテーブルに上げませんでした。したがって小林の手術には腹部大動脈瘤の治療以外の目的（右内腸骨動脈瘤）が隠されていたことには触れず、腹部大動脈瘤の手術説明で説明していると言い張り、これを裁判長が認めていたのです。問題の隠蔽を暴くことができませんでした。

＊　＊　＊

判　決（東京地裁）

主　文

原告の請求を棄却する。
訴訟費用は原告の負担とする。

手術適応は　破裂の危険性、生命予後を考慮して決める

一、原告の腹部大動脈瘤は最大径43㎜で形状は紡錘型であり、十分観察が可能であった。しかし、通常の紡錘状の径と比較して破裂の危険性が高い。

（判決は、何を言っているのか分かりません。原告の腹部大動脈瘤は細大径で43㎜紡錘型と言っています。これならどこの病院でも手術はしません。この判決は主役のG医師の存在を無視しています。G医師は「経過観察」と言いながら、次の造影CTで動脈瘤に前回と変化がないのに、いきなり「55・5㎜に拡大した、手術になります」と言って、嫌がる患者を騙して手術したのです。G医師の診断過程を隠しているから、訳が分からない判決文になったのです。これは「**診療経過**」を無視した判決です）

一、OB意見書にある最大径42〜3㎜では、もう少し経過観察の必要がある（S意見書もある）が、手術リスクが少なく、長期生存可能な患者には40〜50㎜で手術する場合がある。G医師が長径55・5㎜に対し最大短径36・9㎜であるというなど、血管壁が全周的とやや偏心していたこと。

（裁判長は完全に間違った判決を下しています。

争いの中心である腹部大動脈瘤の最大短径を全く理解していません。これではいくら証拠を示しても糠に釘です。

G医師は長径が55・5㎜に対して最大短径が36・9㎜であるとは言っていません。最大短径が36・9㎜なら、手術になりません。55・5㎜の画像を示して、最大短径も知らない患者に手術と言ったのです。だから裁判長は間違っています。G医師は患者に示したのは、「これでは何も分からないものだ」と法廷で証言しています。動脈瘤は最大短径で測ることになっています。動脈はまん丸いものではありません。楕円形にゆがみがあります。この非直交断面に対して短い方を最大短径と言うのです。小林は知らないものですから、何も分からないCT画像の最大径55・5㎜を指して言われたので、疑う余地はありませんでした。G医師の示したのは、患者を騙すための捏造した画像だったのです。

腹部大動脈瘤の手術適応の測り方は**最大短径で測る**ことになっています。裁判長は最大短径を理解していません。手術適応というガイドラインの最大短径は55㎜以上です。だから裁判所のいう最大短径36・9㎜は間違いです。破裂危険性はゼロです。手術適応にはならないのです。長期生存可能な患者にも該当しません。

裁判を通して明らかになっている原告の動脈瘤は42〜3㎜です。原告の最大短径はその後42〜3㎜で確定しているのです。判決は紡錘型とも言っていますので、判決は重大な間違いをしています。

裁判所が事件の正しい認識をしていないとは情けなく残念です。こんな判決で原告の訴えが闇に葬り去られてしまったのです）

一、原告においては、内腸骨動脈瘤に対する手術適応を有していたところ、同手術を行いながら腹部大動脈瘤について手術を行わないこととすることは、出来ない。ステントグラフト術は10〜15％の破裂リスクを残し、定期的な検査や再手術実施の負担を残されることになる点や、一度開腹手術をしたなら、術後癒着のため再度の手術では危険性が高まるという点からも、すべきではなかったことが認められる。

（判決は原告が右内腸骨動脈瘤に対する手術適応を有していた、と結論づけて言及しているが、原告は手術説明時に右内腸骨動脈瘤について何ら説明は受けていません。裁判長は説明書〈2／3〉の右端に当日慌てて書きこんだ文字をもって説明していると結論の上で言っています。しかし、この説明書には右内腸骨動脈瘤の手術説明も、手技図もありません。リスクについての説明も受けていません。同意した事実もありません。同意書1／3は腹部大動脈瘤に対する人工血管置換術です。

内腸骨動脈瘤の手術を行いながら腹部大動脈瘤の手術を行わないとすることはできないと言っていますが、これは認識不足、腹部大動脈瘤には手術適応がないのだから間違いです。一般的に内腸骨動脈瘤に行われているのは、**内腸骨動脈瘤を結紮**する方法がメインで、又はコイル塞栓術で血流を止めることです。これが標準治療です）

ステントグラフト治療（ステントグラフト内挿術）

一、ステントグラフト治療は、外科手術に比して安全かつ、低侵襲である。我が国においても急速に普及しつつあるとされているが、長期成績が確立されておらず、ステントグラフト治療に使用する医療材料である大動脈用ステントグラフトは、腹部大動脈瘤に対して外科手術による治療が、第一選択とはならない患者で、かつ、当該材料の解剖学的適応を満たす患者に対して、ステントグラフト治療が行われた場合にのみ、診療報酬として算定できるとされており、外科手術を比較的安全に行うことが可能な患者に対しては、外科手術を第一選択として治療方法を選択することとされている。

（判決は、外科手術が第一選択肢だから、ステントグラフト術は説明しなくてもいい、と言っています。裁判所はまたもや議論のすり替えを行っています。

ステントグラフト術について、歴史や材料を聞いているのではありません。原告が説明を求めた時に「うちではやってない」と言って説明を拒否したのです。どのような治療法か説明していないのです。これでは、判決理由になりません。

原告は、ステントグラフト術というものがある、と手術説明書に書いてあるから質問したのです。

判決で述べているステントグラフト術の安全性、長期成績については、選択肢として説明すべきものであり、いきなりステントグラフト術が適応できない云々は、判決理由にはなりません。

被告が依頼したK福祉大学病院の血管外科ＯＢ医師は、意見書で「ステントグラフト内挿術はすでに保険適応になっている術式であり、説明をしなかったのはまずいことだ、動脈瘤の形状も、嚢状瘤とは思えない」と述べています。この意見も裁判所は採用しないのです。

血管内治療の専門医でないZ医師が、最初から「適応がないから、説明する必要はない」とは、Z医師の説明義務違反です。

裁判所の判決は、どう考えてもおかしいものです。診断、説明過程、医学的な事項、当時の医学的水準、証人尋問の事実等が欠落していて、ステントグラフトについても、右内腸骨動脈瘤についても、筋が通らないのです）

一、右内腸骨動脈を再建しなかった理由は、仮に腹部大動脈瘤について経過観察が可能であったとしても、右内腸骨動脈に対して手術を実施するにあたっては、瘤になっている箇所を避けて血流遮断や吻合を行わなければならないところ、原告には、腹部大動脈、右総腸骨動脈及び右内腸骨動脈に各々瘤が存在するなど、広範囲にわたって血管壁に変性があった結果、実際の手術の手技及び内容は、本件手術と同様とせざるを得なかったことが認められる。

二、なお、循環器内科や外科を標榜する医療法人社団VITA、W医院の院長であるW医師の意見書は原告の腹部大動脈瘤の径及び形状に関する本件病院の診療記録の記載等が曖昧であることを指摘し、手術適応には無理があるものとみられるとの、原告主張に沿う意見を述べる。しかし、同意見がその根拠とするところは、本件病院の診療記録の記載

等に誤りがあることにとどまり、実際の瘤の状態を根拠にした医学的判断であるとは云えず、上記認定を左右するものではない。したがって、原告主張は採用することが出来ない。

（まったく間違った判断です。原告は右内腸骨動脈瘤の手術についてまったく説明を受けていません。裁判所も、これこれだから説明していると、原告に言っていません。頭から被告が説明したという被告Z医師の言葉だけを採って言っているだけです。内腸骨動脈を結紮したことは、1年2カ月後の面談で初めて知ったのです。

判決理由では仮に腹部大動脈瘤は経過観察が可能であったとしても、右内腸骨動脈瘤を手術する場合、瘤になっている部分を避けて手術することができない云々と言っていますが、これは違います。腹部大動脈瘤と右内腸骨動脈瘤の場所が違います。病名も、違ってくるはずです。腹部大動脈が総腸骨動脈に左右に分かれている枝にあたるのが右内腸骨動脈瘤です。治療は、これを結紮したらそれでよかったのです。

不可思議なことは、何故四分枝人工血管を使った手術を行ったのか。裁判所は一度もこれに触れていません。原告が言っている、説明書と違う人工血管を使った理由に一度も触れていないのです。

原告が言っているのは、説明責任です。しっかり説明し、納得の上で手術に同意する。この

基本が全くなされていないのです)

争点二、手技上の過失に係る責任の有無について

(原告の主張)

(1) 大動脈瘤の外科手術に際して、分岐血管の結紮を行えば当該血管の栄養範囲に虚血症状が発生する危険性が高まるため、可能な限り腹部血管の再建を図るべきである。

原告は、本件手術において、被告Zが、下腸間膜動脈及び右内腸骨動脈の再建を行わず、結紮処理したことは、手技上の瑕疵があると主張するので以下検討する。

一、内腸骨動脈の結紮について

ア 殿筋跛行とは、殿筋の栄養血管である内腸骨動脈の虚血で生じる症状であって、腹部大動脈瘤の手術後に生ずる殿筋跛行は、内腸骨動脈の結紮等が原因となって生ずる術後合併症の一つである。そのため、一般論としては、手術を実施するにあたっては、可能な限り再建を試みるのが望ましいということが出来る。

内腸骨動脈については、結紮処理や病変によって血流が低下しても、他の血管の発達による補足が期待されているところ、本件では、左内腸骨動脈を再建しているため、結紮した、右内腸骨動脈領域について、左内腸骨動脈等からの側副血行路の発達が一定程度

期待される状況であったと云える。W意見書は、血管外科医の立場として、一般的に腹部大動脈瘤の人工血管置換術において、下腸間膜動脈及び左右の内腸骨動脈（合計3本）の内1本（ないし2本）は切除してよいとする見解について、近年、開腹手術用の枝付の人工血管等が著しく進歩している現状をみると、血管温存手術が標準術式とされることは時間の問題のように思われるとするが、これは、できるだけ再建を行うことが望ましいとの一般論を述べるものにすぎない。また、同意見書においてもそのような術式は現時点では、ギリギリに許されるという記載がされているところ、当時の臨床医学の実践の水準に照らし、本件手術について手技上の過失があったといえるものではないことを云うものと解されることからも認めえる。

以上において、右内腸骨動脈を結紮したことが被告Zの過失であるということはできない。

本件手術後の原告とZとの面談におけるZの発言について

原告は、面談の際、同被告の発言を理由に、同被告に手技上の過失があったと主張する。しかし、文献等において被告Zの採った右内腸骨動脈及び下腸間膜動脈結紮に係る手技に問題がないとされることは上記の通りであって、被告Zの発言を根拠として、本手術に過失があったと推認することは出来ない。

（原告は、右内腸骨動脈、下腸間膜動脈の結紮手術について説明を受けていないことは、最初から主張しています。説明書2／3の右端の手書きで説明したとはとても無理な話です。手術目的は破裂防止であり、手法は開腹して腹部大動脈瘤を人工血管に置換する手術だと説明を受けたのです。それ以外は説明を受けていません。

しかしながら、裁判所は説明書に言葉があれば、説明の如何にかかわらず説明したことにしています。説明書に書いていないことも説明を受けていることになっているのです。下腸間膜動脈、腰動脈の結紮については記載もなく手技の説明も受けていません。右内腸骨動脈瘤は先に説明した通り、説明書の右端に手書きで書いたものです。これについても何ら説明がありません。

判決はまたも、説明していなくとも説明していることを前提に、その後について、手技上の瑕疵はないと言っています。瑕疵がないと、決めてからの論理の構成です。裁判長は何のために、裁判をしているのですか、患者の訴えを聞けない理由が隠されているとしか思えないのです。

被告Z医師等は、手術適応のない腹部大動脈瘤を手術適応に捏造したCT画像をもって患者を騙し、なおかつ、右内腸骨動脈瘤手術を説明せず隠して、指摘されると腹部大動脈瘤の手術説明で説明できている、と言って説明書も術式も示さず、腹部大動脈瘤手術の際、人工血管の標準の手術治療法である、下腸間膜動脈の再建を怠り結紮した。この手術は、虚偽に大動脈瘤を手術適応にしたてあげ、破裂という偽の脅威を与えて手術に同意させたのです。信じて手術を受けた患者は、大腸下部の虚血で苦しんでいる。患者の同意も取らず、右内腸骨動脈瘤を手術した結果、このような状態にした責任がある。

S大学病院のNb医師に原告側弁護士が行った聞き取り調査では、標準治療である下腸間膜動脈を何故再建しないのかと不信を示しています。これについて原告側弁護士の質問に対して被告Z医師は「一人の反論をもって一般的でないというのは違うんではないか」と再建が一般的ではないと、標準治療を否定しています。原告側弁護士が「Nb先生も言っているんですけど、あなたは、こういう場合、分岐血管の犠牲、サクリファイスを今でも患者さんに説明していないいんですか」との質問に対して、Z医師は「この事件があってから、なるべくするようにしています」と答えています。

Z医師は、今までは説明も同意もなしに、内腸骨動脈瘤の手術を行っていたのです。下腸間膜動脈を再建しないことが窺えます。

Z医師については過失がないと言っているが、裁判所の判断には大きな誤りがあります。

一、原告は、右内腸骨動脈瘤があることも、手術することも知りません。どこにも説明を受けたと証明するものはありません。被告等は患者の同意を取らず勝手に手術を行ったのです。

二、したがって右内腸骨動脈の結紮も知りませんでした。また、手術で右内腸骨動脈、下腸間膜動脈に関して、面談でZ医師は、左右の内腸骨動脈と、下腸間膜動脈の三本のうち二本は縛っては駄目と面談では言いながら、下腸間膜動脈の結紮は、大腸下部を栄養する動脈であり、大腸を壊死させる恐れがあると言っているのです。これを文書にして報告すると「言葉足らずだった」と平然としている。

裁判所は二本の結紮は、文献で問題がないと言っていますが、一方的に偏った判断です。腹部大動脈瘤の人工血管置換術では必ず再建しなければならない動脈なのです。これを結紮したのです。

この問題も、裁判長が指揮する口頭弁論期日において、故意に、審理を怠り争点としなかったためです）

二、説明義務違反に係る責任の有無について

一、破裂リスクについて

原告は、G医師や被告Zには、瘤の破裂リスクについて過大に強調する説を行った過失が有ると主張する。

被告Zが本件術前説明書を用いながら行った口頭の説明において、瘤径をどのように説

明したかについては争いがあるものの、本件手術前説明書は、術前の説明を補助するためのものであり、その記載内容は医師による説明の一端となるものであるから、同文書中に、瘤の破裂の危険性と密接な関係を有する瘤の最大径について、事実と異なる記載をしたことは、不適切であったと云わざるを得ない。

しかしながら、本件では、前記一の通り、原告の内腸骨動脈に最大短径30㎜の拡大があり、手術を要する状態であったことには変わりがないこと、本件術前説明書に腹部大動脈瘤の正しい瘤径が記載されていれば、原告が本件手術を避けた蓋然性があるとはいい難い。

また、原告は、瘤の形状について嚢状瘤との記載は真実ではないと主張するが、大動脈瘤等ガイドライン上、嚢状瘤と紡錘型とが明確に鑑別できない場合は、嚢状として取り扱うとされており、原告の腹部大動脈瘤がやや偏心的であったことからすれば、本件術前説明中の「嚢状型」との記載が誤りであったと速断出来ないことに加えて、腹部大動脈瘤の形状についてどのように記載されていたとしても、原告が本件手術を避けた蓋然性があるとは言い難いことは上記と同様である。したがって、破裂リスクについての説明義務違反を理由に被告らの賠償責任をいう原告の主張は採用できないものと言わざるを得ない。

〈破裂リスクについて、被告らは過大に強調している説を行った、という原告の訴えを判決は否定しているが、説なんてものではなく、手術するために自分勝手な考えで破裂リスクを強調したのです〈説明内容目的・手術説明書2／3〉。G医師は、本当は42～3㎜であるのを隠し、55・5㎜〈甲A第5号証〉と言って患者にCT画像を渡して、拡大した、手術をしないと破裂する、と言って動脈瘤を強調したのです。被告Z医師も、手術説明書2／3、病名、腹部大動脈瘤〈嚢状型〉の嚢の文字上に点を打ってワザと強調しています。これでも破裂リスクを強調していないと言えるでしょうか。

当事者間には瘤径が約43㎜であると共通の認識があると言っていますが、この判決特有の手術に同意するまでの半年以上にわたる強引な説得前後を無視した狡賢い言い方です。

更に、右内腸骨動脈瘤が28・6㎜を30㎜と拡大したとしても、手術をしなかったとは考えられないと言っています。これも、原告はCT画像の左側にある画像〈右内腸骨動脈瘤〉は手術適応と言っていますが何を意味していたか、当時説明もなく右内腸骨動脈瘤を手術したと知ったのは、手術後だいぶ経ってからです。この時、右内腸骨動脈瘤が初めて28・6㎜と知ったのです。何度も言うようですが原告は、腹部大動脈瘤が正しく表示されていれば当然手術はしなかった。これはS病院の最初から仕組まれたものなのです。当然、右内腸骨動脈瘤があるとも、説明されたことも、手術することも知りませんでした。だから、知っていれば、腹部大動脈瘤手術がなく、右内腸骨動脈瘤の手術についての同意はありません〉

二、手術手技及び合併症について

原告は、G医師や被告Zは、右内腸骨動脈再建する可能性があること及びこれにより殿筋跛行が発生する可能性があることについて原告に説明すべきであったのに、これを怠った過失があると主張するので、検討する。

ア　被告らは、殿筋跛行を防止する上で内腸骨動脈再建が重大な意義を有することを認めながら、手術手技としては左右のうち一側の内腸骨動脈再建で足りるところ、左側内腸骨動脈について再建できる見込みがあった本件では、右内腸骨動脈再建の可否は医学的にみて重要性を有しない事柄であると主張する。

（判決は、左内腸骨動脈を再建したのだから、右内腸骨動脈まで再建する重要性は有しない、また、殿筋跛行が発生する可能性があることを説明する必要はない、と言っている。原告は、左右の内腸骨動脈の再建云々については、術前の説明を受けていないので、右内腸骨動脈を手術することは知りませんでした。被告Z医師との手術後の面談で初めて知って右内腸骨動脈が結紮されたこと、これで殿筋跛行の原因が分かったのです。

裁判所は、これも結論を決めてから、理屈を述べています。右内腸骨動脈瘤を手術することを説明しているというのが前提になっています。原告は右内腸骨動脈瘤手術の説明は受けていません。説明書2／3のどこにも、手術に関する記述がありません。ハッキリ言うと、故意あるいはZ医師の重大ミスなのです。手術をいい加減に考えて、準備していなかったのです。慌てて、説明書右端に病名らしきものを書き加えたが、説明書も手技図も添えてなかったのです。だから、説明できません。これをもって右内腸骨動脈瘤の手術説明をしたと言えないのです。ですから早々に、外来患者が待っているということで逃げたのです。ミスをしていながらこの状態でも説明していると、強弁しているのです。手術説明場所がウソなのですから、調べる方法はあります。麻酔科医の同意書を見れば歴然とします。何も立証するものがありません。裁判所は、それでもどこかに書かれていれば、説明責任は果たされていると認めるのです。

原告が知らないもの、知ることができないものを、裁判所は知っていたことにして、理屈を述べているのです。

Z医師は、術後面談で四分枝人工血管を使う目的は右内腸骨動脈の再建にあると言ったのです。手術の結果これをしないで右内腸骨動脈を結紮し、余った1本の人工血管を体内に丸めて放置したこと。さらに、大腸下部を栄養する下腸間膜動脈も縛ってしまったことについても、小林は聞いたのです。Z医師は左右の内腸骨動脈と下腸間膜動脈の3本のうち2本は縛っては駄目だ、何故なら大腸が腐る心配があるから、と言いました。しかるに、現実は右内腸骨動脈と下腸間膜動脈の2本を結紮していたのです〈対話の録音を文書にして提出〉。

判決は左内腸骨動脈を再建しているから右内腸骨動脈の再建は重要性がない、と言っています。元々健全な左内腸骨動脈は手術する必要はありませんでした。あえて四分枝人工血管を使ったために、どうしても再建しなければならなかったのです。通常のY型人工血管を使用することで十分足りたのです。下腸間膜動脈については触れていません。腹部大動脈瘤の手術では最初に血行を止め、動脈瘤を人工血管に置換し、下腸間膜動脈は必ず再建することになっています。これを行わないと大腸が虚血して腐る可能性があるからです。確立した手技があるのです。Z医師はこれを再建せず結紮したのです。最初Z医師が3本のうち1本はいいが2本は駄目、というのはこのことだったのです。Z医師等らは実行しなかった過失があります。

右内腸骨動脈瘤を結紮したことを知ったのは、術後、退院直前にOK医師からで、ナースステーションでした。この時に製造物責任法の書類を渡されて、パソコンの画像で、右内腸骨動脈がなくなっていることを教えてくれたのです。それで、わかったのです。術前に説明書に右端に書かれていたからといっても、右内腸骨動脈瘤の手術説明は受けていません。

更に、腹部大動脈から下肢に至るまで、大動脈が思いもよらない人工物に変わっていたことにビックリしました。このような話は一言もなかったのです。

説明書のどこにも右内腸骨動脈瘤手術について術後障害などの具体的な後遺障害や手技図はありません。カルテの何処にも記載はありません。小林は右内腸骨動脈の結紮が原因で間欠性跛行になったと知り、被告Z医師に何度も尋ね問い詰めたが、頑として、これを認めず、間欠性跛行の原因は「**脊柱管狭窄症**」と言い続けました。被告Z医師らが行っている臨床研究において一番の後遺障害は「殿筋虚血」と自ら記述しています。Z医師らの確信を持った犯行です。損害賠償責任は免れません。

何故、説明も同意もしていないのに手術したのか、そのせいで殿筋虚血、殿筋跛行になった、と原告はZ医師の説明責任があることを主張しています。Z医師は再建すればできるが、内腸骨動脈が細かったため吻合できなかった、それで結紮したと言うのです。本当のところ最初から再建する意思がなかったことは手術室記録で明らかです。手術室ではZ医師は、右内腸骨動脈瘤について再建をあきらめ、「三分枝の手術をする」と宣言しています。最初から分岐血管を犠牲にしていたのです。

原告は、右内腸骨動脈瘤を結紮されたことにより、間欠性跛行となったことを確認したのです。

裁判所は、この件についても結紮を選ばず再建の必要性はない、と真実を隠しています。そして、内腸骨動脈の再建は重要ではないと言っています。人体に重要でない動脈があるのでしょうか)

この点、殿筋跛行等に関する海外の文献を編纂し、翻訳したものであるとして作成された書面において、一側の内腸骨動脈の結紮により慢性の殿筋跛行等の合併症が生じた症例について報告する海外文献が複数紹介されている。同書面で紹介されている海外文献の症例について、

その前提となる基礎疾患、術式、他の側副血行路の温存の程度等は必ずしも明らかではないが、これによると、少なくとも、一側の内腸骨動脈の結紮が医学的に診て重要性を有しない事柄であると云い切れない。しかしながら、①我が国における大動脈瘤等ガイドライン上では、明確なエビデンスはないが左右の内腸骨動脈の少なくとも一側は再建することが望まれる旨記載されていること、②その他の腹部大動脈瘤に対する開腹手術に関する我が国の文献においては、大動脈瘤等ガイドラインと同様の記載のもの、両側内腸骨動脈と下腸間膜動脈の3本のうち少なくとも1本の血行再建を要する等とするものがあるほか、殿筋跛行は発症しても、側副血行路の発達等のために短期間で解消されるため、殿筋跛行はこの観点からは積極的な内腸骨動脈の再建の必要はないとする文献も存在する上で、左右の内腸骨動脈のいずれをも再建することが重要であるとされていたとは認め難いこと。③原告において、左内腸骨動脈のみの再建によって障害をひき起こすべきことが、本件手術に予測できたとは認められず、右内腸骨動脈を結紮しても、左内腸骨動脈等からの側副血行路の発達が一定程度期待できる状況であったことからすれば、本件の当時、被告Zにおいて、本件手術に当たっては右内腸骨動脈を結紮する予定であるとの手技や、殿筋跛行という合併症の詳細について説明をすべき義務があったとまでは認められない。そして④本件手術には、血管損傷による出血や主要臓器の虚血といった、生命にかかわる重大な合併症があって、これについては説明が尽くされており、原告自身これを認識したうえで手術に同意していることが認められること、に加えて⑤殿筋跛行についてはは直接説明されていないものの、機序の詳細はともかくとして、下肢の虚血が起こりうることは説明されていることからすれば、被告Zが原告にたいして、本件手術を受けるか否かの選択を可能とするために必要な説明を行っているということが出来る。したがって、G医師や被告Zに、本件手術の手技及び合併症についての説明責任を怠った過失があったと認めることは出来ない。

イ　また、前記二の通り、原告の右内腸骨について手術適応の状態にあり、説明されつくされていると認められること。

、

（裁判所は右内腸骨動脈瘤の手術について、機序の詳細はともかくとして、と言って原告が何度も訴えているのに、説明が尽くされている、とは何の根拠もなく言っています。どうして、このような言い方ができるのでしょうか。

殿筋跛行に関して、判決は左右の内腸骨動脈のいずれも再建することは重要ではない、と言っています。重要でない臓器があるのでしょうか。左内腸骨動脈のみの再建によって障害を引き起こすことは認められない、とも言っています。論旨が理解できません。心臓血管外科医に教えてもらいたいと思います。被告等は瘤がある右内腸骨動脈を再建することを目的に、患者の同意を取らず、腹部大動脈瘤を過大に捏造し手術をしたのです。その結果、目的を果たせぬまま、右内腸骨動脈を結紮したことで障害が起きたのです。原告はこれを問題にしているのです。

患者に知られたくない手術なのです。

術前手術説明時において、Z医師は右内腸骨動脈瘤の手術について何ら説明していません。裁判長は、説明書〈2／3〉の右脇の当日慌てて手書きしたという「右内腸骨動脈瘤Φ30㎜」をもって患者に説明しているものと、勝手に〈あるいは示唆されて〉認識したのです。認識したというのは、この記載は、病名であるとか、手術するとか、手術しないとどういう結果になるとか、説明書の手技図もないものを、ただ記載があるということで、手術説明がなされていると解釈しているのです。患者は、書いてあることと説明がないことで、気が付く筈がなかったのです。これが真相です。

裁判長は、何が訴訟の争点なのか、自ら口頭弁論期日において訴訟指揮を怠って何の訴えをも指揮しません。原告が訴訟までのいきさつ「診療経過」がどのようであったか、提出しても、被告らは、このことに対して、どのような診療経過を出して対抗してくるのか、まったく何も反応しないのです。ただ、被告Z医師が反論する、という被告側弁護士の言葉を真に受けた裁判長。被告の言い分が出るのを信用して2年に亘り最後まで「忙しい」という理由を真に受け、追及しないまま、口頭弁論期日を無駄に費やしてしまいました。口頭弁論期日では何も争点が得られなかった指揮権のない弁護士の責任は重大です。裁判長はこれでも、口頭弁論期日は手続き通りの回数を消化しているのです。だから、なにも争点整理ができていないのです。

手術について、同意書にサインしている。だから2／3、3／3の手術説明は行われ、説明は尽くされている、と言っているのです。

この12月2日の手術説明は架空の日付なのです。これは争点整理を行っていれば、確実に「病院側の資料で、容易に確認できる」のです。原告はその証拠を提出しているのですが、何故か裁判長は、頑なに認めません。裁判長は被告は説明していると勝手に決め込んで納得しているのです。どうにも始末が悪い裁判官です。

何でこうまで手術説明書（同意書1／3）のサインを搾取していることをもって、患者はZ医師から説明を受けていると言い張るのでしょうか。原告の立場からいうと、この説明書は搾取〈詐欺行為〉されたのです。11月8日のG医師のパソコン、同日のZ医師のパソコンの履歴を調べれば、12月1日に術前説明をするようにとのメールが確認できるはずです。

第二に、何度も言っていますが、12月2日には、入院手続きで午前9時に指定された一階入院受付で、手続きしています。病院の記録があります。そして患者は午前10時に病室にいるのです。昼食もとり、必要な検査も当日受けています。

裁判所は書類に12月2日にサインをしていると証明することはできないのです。裁判長は説明書の日付はどうでもよく、サインだけを理由に、説明していると言っているのですが、このサインはZ医師に搾取されたものです。だから、12月1日、外来診察室で他の患者の診察の合間に入れたサインだけを取って、診察室を追い出したのです。

この裁判長のやり方は、ずるく、歯がゆく、さらに被告の弱点をかばったものでした。患者は、説明書は搾取〈ウソをついて騙し取られた〉されたと言っているのです。裁判長は、説明日の真偽の解明はどうでもよく、サインだけを理由に〈この真偽について、実は裁判長の口から、12月2日に手術説明をしていると言わないのです〉、動脈瘤の55㎜については時間軸を越えて、2年も経ってから、両者の認識が一致していると原告側弁護士の言葉尻をとらえて言っているのです。

また、内腸骨動脈の手術についても、左右の内腸骨動脈のうち左内腸骨動脈を再建している、だから右内腸骨動脈を結紮しても、左内腸骨動脈からの側副血行路の発達によって補完できるとも言っています。左右の内腸骨動脈は言葉の通り、大動脈下部、左右の総腸骨動脈から足の方に分かれています。素人の原告でさえ、右内腸骨動脈を左の内腸骨動脈の側副血行路が補うことができるとは思いません。右内腸骨動脈結紮による血流を補うことも難しいものです。

機序の詳細はともかくといって、具体的に診療経過、手術の具体的説明の詳細を明らかにしていません。説明書のどこに、必要な説明を尽くしているのかを明らかにできないのです。必要な説明が尽くされているなら説明したという、年月日、場所、12月2日、患者が入院していることと、手術説明をしたという最大の争点の判断を示すべきです。それが被告等の虚偽のデッチ上げです。どう裁くのでしょうか、正しい動脈瘤を偽り、55・5㎜に捏造して、必要のない手術を行っているのです。

判決の論旨は何度読んでも理解できません。左内腸骨再建というのは、総腸骨動脈以下健全な内腸骨動脈を四分枝人工血管で手術することです。手技図〈2／3〉のようなY型の人工血管手術では、健全な左内腸骨動脈を手術する手技図ではありません。大動脈下部の術式、説明がないのを、裁判長はどのように考えているのでしょうか。

手術目的は腹部大動脈瘤です。何故、下肢の左右の内腸骨動脈の手術になるのか理解できない。説明書〈3／3〉のY型人工血管を使った手術と実際の四分枝人工血管を使った手術についても説明がありません。これでも手術説明は尽くされていると主張できると言えるのですか。これは正しい裁判ではありません）

原告はこれらの主要な合併症について理解した上で、本件手術を承諾したと認められること（原告）からすれば、仮に原告が本件手術においては右内腸骨動脈瘤を結紮する予定であることや、それによって合併症として殿筋跛行が生ずる恐れがあることについて、本件手術の前に説明を受けていたとしても、そのために本件手術を避けることになったとは考え難い。

（裁判長は、また仮定の上で判決を書いている。たとえ短時間であっても、同意書にサインをしていれば、説明したというのでしょうが、それを言うなら、12月2日にはZ医師は病棟の別室で説明していないことが証明できるのです。ですから、原告は説明を受けることができないのです。被告Z医師が言っていること、裁判長が言っていることはすべて実態のない絵空事なのです。

裁判長は、この前に本件手術は主要な合併症について理解したうえで手術を受けている、だから、仮に右内腸骨の手術、合併症として殿筋跛行が生ずることを術前に受けていたとしても、手術を避けることは考えにくいと言っている。全く違う話です。

裁判所は根拠のない勝手な推測をして、被告Z医師の言い分を口写しに述べているだけです。たとえ書いてある限り説明していると裁判所が判断しても、この一連のパフォーマンス、説明責任云々については、まったく根拠のない物語を作った被告側弁護士の仕業《わざ》なのです。

原告は、右内腸骨動脈瘤について、説明書記載の日に説明を受けていないのだから、術後の合併症について理解しているわけがありません。裁判所は、手術に同意のサインをしているから手術を承諾したと言っています。しかし、本件の手術と合併症について、何処にも内腸骨動脈瘤手術についての記載はありません。書いていないことまで同意したことに裁判所はしています。

12月2日に、原告らを前にして、Z医師が手術説明をできるわけがないのです。原告はその場にいません。病室にいたのです。被告病院のカルテや入院時の記録が、裁判所が言っていることはすべてウソであることを示しています。裁判所は、証拠として原告が提出したカルテ等を見ていないのです。そして、説明は受けていると決めつけているのです。こんなことは言いたくないですが、裁判長は被告側弁護士に騙されたか、買収されているのです。裁判長は何のため、口頭弁論を仕切っているのですか。とにかく、裁判所は、説明は尽くされている、の一点張りで、取りつく島がないのです。このような裁判官が東京地裁にいることは許されません）

ウ　したがって、手術手技や合併症についての説明義務違反を理由に被告等の倍償責任をいう原告の主張は、採用できない。

（裁判所は、捏造ＣＴ画像での手術同意、術前説明日について虚偽であることの当否を裁定せず、偽物を使って演出した猿芝居での説明責任を果たしたかのような演出をわざと認めているのです。その上でものを言っているのです。完全な誤審です。事実認定が違うのです。何度も言いますが、右内腸骨動脈瘤手術については説明書のどこを探しても記載がありません。裁判所は書かれていることは、説明していなくとも〈２／３の右端の右内腸骨動脈瘤Φ30㎜〉、説明していると言っているし、書かれてもいないこと〈セカンドオピニオンの手技図、被告が後から出してきた手技図、どれも当時説明していないことの証拠です〉も、説明している、と言っている。裁判所は原告の証拠も検証していない、ましてこの証拠も採用する気がないのです）

三、代替可能な医療について

原告は、被告Ｚは本件手術に代替可能な治療法として、ステントグラフト術やコイル塞栓術について十分な説明を行うべきであったのに、これを怠った過失があると主張するので検討する。

ア　本件術前説明書の記載

本件術前説明書には「代替可能な医療及びそれに伴う危険性とその発生率」の欄に「ステントグラフト移植術（カテーテル治療）。身体（各臓器）への負担＝少ない。追加治療が必要な場合がある。限られた施設での術式。末梢血管が細い場合や性状不良の場合、適応外となる。数回に及ぶ開腹手術の既往や全身麻酔自体に危険がある場合に適応。生存率に差はないが、術後の追加治療の確率が高い。」等の記載がある。

イ　ステントグラフト治療の説明について

ア　ステントグラフト治療は、外科手術に比して安全かつ低侵襲な治療であるとして、我が国においても急速に普及しつつあるとされているが、長期成績が明確に確立されておらず、ステントグラフト治療に使用する医療材料である大動脈用ステントグラフトは、腹部大動脈瘤に対して外科手術による治療が第一選択とならない患者で、かつ、当該材料の解剖学的適応をみたす患者に対して、ステントグラフト治療が行われた場合のみ診療報酬として算定できることとされており、外科手術方法を選択することとされている。

イ　原告は、本件手術当時74歳という年齢の他、狭心症に対する経皮的冠動脈形成術歴や強力な抗血小板作用を有し出血を助長する副作用のあるプラビックスの内服などといった、外科手術のリスク要因を有していた、しかし、G医師が、狭心症の既往に対してはT病院で冠動脈造影検査を実施して治療部の再狭窄がないと判断しており、また、プラビックスの内服については、T病院の了承を得て、抗血小板作用が比較的弱い低用量バイアスピリンに変更した上で本件手術に臨んでいることからすれば、原告が外科手術を比較的安全に行うことが出来ないとしてステントグラフト治療が保険適応となる程度の外科手術困難症例に該当したとまで認めることは出来ない。

（代替可能な医療について。

原告が、術前説明時の説明書に記載してある代替医療について被告Z医師に聞いたところ「うちではやってない」と言って説明をしませんでした。説明義務違反です。確立した複数の治療法がある場合は、その中のある治療法を受けるという選択肢が存在し、そのいずれも受けずに保存的経過を見るという選択肢もあります。患者自身の生き方や生活の質に関わるものだからです。人権無視だと言っているのですが、判決は、術前説明書に「ステントグラフト移植術〈カテーテル治療〉。身体〈各臓器〉への負担＝少ない。追加治療が必要な場合がある。限られた施設での術式。末梢血管が細い場合や性状不良の場合、適応外となる。数回に及ぶ開腹手術の既往や全身麻酔自体に危険がある場合に適応。生存率に差がない。術後の追加治療の確率が高い。」等の記載があることを理由に挙げて、裁判では被告弁護士が当該病院は実施できる施設ではないからできないと言ったと主張しています。これは「うちではやってない」の説明にはなりません。

患者は、身体に負担が少ないこと、多くの施設で行われていること、年齢が72歳を超えていること、腹部に複数の開腹手術の痕跡があること、心筋梗塞で冠動脈にステントを留置していることなどから説明を求めたものである。これに対してZ医師は「うちではやってない」と言って、ステントグラフト内挿術がどのようなものか、全身麻酔そのものに危険があるとはどういうことか、患者には何度も全身麻酔の経験があることを知っているにもかかわらず説明をしなかった。

患者は侵襲性が低く入院実数も少ないという治療に対して、詳細を説明して患者に示すべきであった。病院は結果的に患者の生き方、ＱＯＬを妨げたのです。記載があるから、説明しているという何度も使ったやり方はここでは通用しないのです。

そして、求めたことにまともに答えられなく、屁理屈を付けて説明責任を回避しています。

○「うちではやってない」と言い、説明しない理由に末梢血管が細い場合や性状が不適の場合を挙げているが、患者を診察していない医師が言う言葉ではない。

○ステントグラフト術は、限られた施設でしかできない、という理由の説明がない。

○ステントグラフト内挿術は、身体への負担が少ない。どうしてか。

○保険適応になっている治療法を何故説明しないのか。

○数回に及ぶ外科手術、全身麻酔自体に危険がある場合には適応だと言っているが、患者は数回に及ぶ開腹手術を行っていることからも、ステントグラフト術は適応できたはずである。

○率直に、うちの病院はステントグラフト術ができる設備も、担当する医師もいないから、「うちではできない。希望すれば、できる病院を紹介する」というくらいの説明があってもいいのではないか。これでは、S病院に行けば、必ず開腹手術をされてしまうのです。

○外科治療が第一選択肢で、ステントグラフト治療は診療報酬が高い、だから適応にならない、という。変わった、おかしな理由である。

○患者は、T病院の狭心症治療後、プラビックス錠とバイアスピリン錠を合わせて飲み、飲み合わせが悪く、大量の下血をして救急車で運ばれ、長期間入院しています。その後はプラビックスは飲んでいません。それから11カ月も経っています。S病院に入院した時にその旨をG医師に話してあります。被告は、飲んでもいないプラビックス服用を、T病院の了承を得た、と言ってバイアスピリンのみに変更して手術に当たったと言っていますが、真っ赤なウソです。また、理由にステントグラフト術が保険適応にならないと理由に挙げていますが、これも違います。全くの作り話、デタラメです。とんでもない話です。

○何度も言いますが、選択肢として記載があるステントグラフト術を説明しないで、手術したことは患者の基本的人権を無視した医療行為です）

加えて、ステントグラフト治療は正常な部位で人工血管を支えるため、原告の症例では両側

の内腸骨動脈を閉鎖しなければならず、両側内腸骨動脈と下腸間膜動脈が閉塞することによって腸管虚血や殿筋跛行を高率に合併し、形態的に適応外との意見もあり、原告の云うに、大動脈瘤だけではなく、総腸骨動脈及び内腸骨動脈にまで瘤が及んでいる症例についてのステントグラフト治療の有用性及び外科手術に対する優位性については、これを認めるに足りる十分な証拠はないと言わざるを得ない。

（被告Z医師は、「うちではやってない」と説明を拒否したのです。

このように、ステントグラフト治療について、被告が説明しなかったことについて、裁判所が被告側弁護士に替わって釈明するのは異常な事で原告の答えになっていません。

判決は、

1　ステントグラフト治療は両側の内腸骨動脈と下腸間膜動脈が閉塞することによって、腸管虚血や、殿筋跛行を高率に合併する。

2　原告の場合は、大動脈瘤だけではなく総腸骨動脈及び内腸骨動脈まで瘤が及んでいる。こういう症例ではステントグラフト治療に優位性がない。術中の血管造影のためのガイドラインです。両動脈と下腸間膜動脈を閉塞することはありません。下腸間膜動脈は閉鎖しません。血管内治療ですから、出血や開腹手術による痛みや入院日数も少なく低侵襲だということを知っています。原告と裁判長の言う判決趣旨とは大分違うのではないか。したがって、開腹手術の優位性は否定します。

原告には、大動脈瘤だけではなく総腸骨動脈及び内腸骨動脈まで瘤が及んでいるという診断結果は聞いていません。何故、裁判になって、ステントグラフト術を説明していない理由に、個人が知らないことを持ってくるのですか。四分枝人工血管を使ったとほのめかしています。

原告は、開腹手術の優位性や手技を聞いていません。Z医師が「やってない」というだけで選択肢があるのだから選択肢を説明しないことが問題だと言っているのです。

医師が負う説明責任とは。厚生省が「診療情報に関する指針について〈2003年〉」で示している事項。

1　現在の症状及び診断病名
2　予後
3　処置及び治療の方針
4　処方する薬剤名・服用方法、効能及び特に注意を要する副作用
5　治療法が複数ある場合には各々の内容とメリット・デメリット

6　手術方法、執刀者及び助手の氏名、手術の危険性・合併症、手術しない場合の危険性
7　臨床試験の場合はその旨及び内容等

ですが、これだけ説明すればいいというのではなく、ケースバイケースです。
〈堀法律事務所ウェブ情報――医師コラム「医師の説明義務とは？」より引用〉

ウ　そして、本件術前説明書の記載は上記アの通りであって、被告Zは、原告に対し、ステントグラフト治療という方法があること、末梢血管の性状が不良の場合が適応外であること及び外科手術のハイリスク症例で適応とされていることについては説明を行ったと認めることが出来るところ、上記医師記載の点に鑑みれば、このような説明を超えて、ステントグラフト治療の詳細な術式や、外科手術との治療成績や予後の相違点、合併症等の詳細についてまで説明すべきであったとは言い難い。したがって、被告Zの原告に対するステントグラフト治療に関する説明に不足があったと認めることは出来ない。

〈判決は、被告Z医師が説明していないと言っているのにどうして裁判長は説明を行ったと認めることができるのですか。そもそも、被告Zが「うちではやってない」の一言、人証尋問で

も「うちではやってない」と証言しています。裁判所は明らかに矛盾しています。でたらめな判決を書いています）

ウ　コイル塞栓術の説明について

原告は、コイル塞栓術について説明すべきであったと主張するが、G医師は原告の右総腸骨動脈が瘤化していることを根拠に本件におけるコイル塞栓術の適応を否定しているところ、原告は、本件においてコイル塞栓術の適応があったことについて具体的な主張を行わず、本件全証拠によってもこれを認めることが出来ないから、被告Zがコイル塞栓術について説明を怠ったとの過失を認めることはできない。

（判決は「コイル塞栓術について説明すべきであったと原告は言うが、本件全証拠をもってしても説明していないと証明できないのだから、被告Z医師が、コイル塞栓術について説明を怠ったという過失があると認めることはできない」と言う。判決が何を言っているのか分からないので、反論する。

原告はコイル塞栓術について説明すべきだとは言っていません。小林の場合は右内腸骨動脈瘤を結紮することで、手術適応のない腹部大動脈瘤の手術をせずに終わったと言っているのです。腸骨動脈瘤の血管内治療法に、ステントグラフト治療と同じ未破裂の動脈瘤には確立したコイル塞栓術という治療法があります。治療過程で内腸骨のコイル塞栓術治療ができるのです。原告は、結紮する方法と血管内治療のコイル塞栓術があり、開腹手術をしなくても低侵襲な治療法があったと言っているのです。

どうも、裁判長は率直ではありません。被告が言っていないものを、裁判長が勝手に言ったことにして曲げて、判決を書いているのです。原告は右総腸骨動脈瘤の損傷についてまったく知りません。突然G医師の証言が裁判長の口から出るのも不可解です。これでは裁判にはなりません。被告Z医師は、右内腸骨動脈瘤の手術について説明していないのですから、原告が内腸骨動脈瘤のコイル塞栓術を説明すべきとは言っていません）

エ　代替治療の説明について過失がないこと
以上によれば、被告Zの原告に対する代替治療の説明について、過失があると評価すべき点は認められない。

（判決は理由を示さず、代替治療の説明に過失がない、と結論付けています。**しかし医師は「うちではやってない」としか言いません。**これは説明ではありません。これ以上話してはいません。裁判所は、これで代替医療について説明は尽くされている、説明責任を果たしている、と言っているのです。

説明について過失があると評価する点〈判断すること〉はない、あるとは認めない、と言っているのです。腹部大動脈瘤の開腹手術以外の代替治療法はステントグラフト以外にはありません。選択肢として患者には当然示されるべきです。これは手術の常識です。Z医師は「うちではやってない」としか言わなかったのです。それでも裁判所は代替治療の説明はした、だから過失があると認めることはできない、というのです。これで日本語として意味が分かるのでしょうか）

四、小　括

したがって、原告の主張する説明義務違反に係る被告ZやG医師の過失はいずれも認められない。

（判決は被告等に、説明義務違反の過失はない、と言って締めくくっていますが、全く違います。でたらめな小括です。

○術前手術説明書において、何処にも、こうこうというような具体的な説明をしていません。ただ、説明していると言っているだけです。判決が主張する説明がありません。

○説明日、12月2日には、説明したということは証明できません。その反対に、原告は12月2日には術前手術説明ができないことを具体的に証明しています。

○病名の腹部大動脈瘤の手術適応とするCT画像は捏造物で何も分からないものでした。自らのやりたい手術の同意を取るためG医師が細工したもので、詐欺行為に当たるものです。裁判長はこの「甲A第5号証」について、真偽の確認もせず、完全に除外しています。これが一番の物証です。

○説明書に点〈・〉を打って強調している動脈瘤の形状〈嚢状瘤〉は、手術を受けさせるための偽造だった。Z医師は被告尋問で、自ら書いて点を強調したと言っていながら、この点を「見ていない」と言っています。実際は紡錘型でした。

○説明書〈2／3〉右端に当日書き込んだ「右内腸骨動脈瘤Φ30㎜」には何のことか説明もなかった。患者は訴訟になって初めて書いてあることを知ったのです。原告は、これを手術するための説明書きであると認めることは、とてもできません。何故なら、手術するための説明もなく、書面に書いた説明書もなく、術式を説明する手技図もありません。まして腹部大動脈瘤の手術説明書でこの右内腸骨動脈瘤の手術を説明するに足りる手技図ではありません。右内腸骨動脈は別の部位だからです。

○手術説明書〈3／3〉では、手術した下肢の右内腸骨動脈瘤の手技図がありません。また同図はY型人工血管を使った腹部大動脈瘤の手技図であり、右内腸骨動脈瘤手術の四分枝人工血管を使った手技図ではありません。これでは、「右内腸骨動脈瘤Φ30㎜」の手術説明ができるわけがありません。

○法廷で被告、被告側弁護士が番号を振って改竄した〈副本と称するもの〉手術説明図〈3／3〉をもって、右内腸骨動脈瘤の詳細な手術説明を行ったごとくの猿芝居を打っていますが、この説明図では被告が行った四分枝人工血管を使った右内腸骨動脈瘤を含む腹部大動脈瘤手術の説明にはなりません。手術した腹部大動脈下部が抜けています。法廷を侮辱した猿芝居です。

○被告Z医師・証人G医師等は、四分枝人工血管を使った腹部大動脈から下肢の右内腸骨動脈瘤までを一挙に置換する四分枝人工血管置換術を行うために、腹部大動脈瘤が拡大したと言って偽造したCT画像を患者に渡して、強引に同意させた。詐欺罪、傷害罪と医師法の説明義務違反があります。

○被告等の手術目的は、隠れた**「臨床研究」**であり、医療倫理も道徳なき犯罪である）

五、結論

以上の次第であるから、その余の争点について判断するまでもなく、原告の主張には理由がないことが明らかである。よって、原告の請求は理由がないからこれを棄却することとし、主文の通り判決する。

（判決の結論として、裁判所は、筋の通らぬことを並べ立てています。そして、その他のことについては判断するまでもないと、全く怠慢、審議していないことを公然と述べています。裁判長は、訴訟に対して、取るべき裁判上の手続きを無視して判決を下しています。裁判長としての訴訟を指揮していないのです。そして頭から、このような間違いだらけ〈同意書のサインだけ〉の判決を原告はどうしても認めることはできません。

何故なら、手術に至るまでの、どうして手術になったのかを、最初の診療経過をわざと無視して、更にS病院の医師等が仕組んだ、ウソの説明日も審議するのを避けて、何の理屈も通らぬ12月2日の同意書のサインが搾取されていることを無視して〈原告のミス〉、勝手に手術説明は尽くされていると言っているのです。これを審議すれば虚構の上に仕組まれた倫理なき「臨床研究」が露見してしまうからです。

判決の述べている被告等の説明責任は全く果たされていません。裁判所も加担しているとしか考えられません。これが、地裁のトップと衆目が認めている東京地裁の医療訴訟専門部なのか、憤りを抑えきれません。裁判所は、原告が死んでもいないから、法律で定めた医療事故ではない、と簡単に考えて、門前払いしたのです。被告等と通じて、患者の人格、尊厳を踏みにじっています。法律の番人としての資格はありません。

原告はこの判決にどうしても納得できません。この事実を世間に訴えるしか方法がないのです）

東京地方裁判所民事第30部

裁判長裁判官　■■■■

裁判官　■■■■

■■■は、転補のため署名押印することができない。

裁判長裁判官　■■■■

＊　＊　＊

原告は、この判決は理屈に合わず不当なもので到底納得できません。この判決文は審理に当たった裁判長が書いたものとはとても思えません。判決の基本となる事実確認が全くないのです。すべて被告の言い分、言葉だけを切り取って採用した虚構の上の判決です。だから、争点について判断するまでもない、と言っているのです。

2年余りにわたる口頭弁論を通じて、裁判長が2度入れ替わり、陪席の裁判官にしても席が温まる時間などなく、6〜7人が入れ替わっている状況中で特に高裁の知的財産裁判所から、異動して来た裁判長がいきなり、判決文を書くことができるでしょうか、原告の医療裁判は最初から棄却と決まっているようでしたが、それでも1〜2年で判決文を書くことはかなり難しいと聞いています。医療裁判の終始の事務を知る書記官に頼るか、すべて被告の言い分を書記録に基づいて拾い上げて書いたとしても、あまりに不自然。すべてが否定の言葉だけで、中身が空洞の判決です。

判決はG医師の診断（捏造CT画像のコピー）に同意するまでの途中の過程を欠いたものです。これを棚上げにしてしまったのです。そしてウソの手術説明書、手術目的は、腹部大動脈瘤と腸骨動脈瘤を併発した患者に四分枝人工血管をもって置換するという手術目的、四分枝人工血管のことについて、ことさら避けて話題にしていないのです。治療目的以外の他の目的（同意なき臨床研究）があったのです。これをどうしても隠したかったのです。

判決にあるように動脈瘤の形状（紡錘型）では手術はありません。手術するとすれば血管壁の状況です。これも紡錘型で、病院のいう突出した嚢状瘤ではありませんでした。区分上はどちらともいえないものを医師の主観的判断で嚢状瘤としたのです。破裂の心配はないものでした。ですから動脈瘤の大きさ、形状では手術にならないのです。

小林の手術適応は、造影CTで後から分かった「右内腸骨動脈瘤」だけでした。病名は腹部大動脈瘤手術に包括（？）できるとしても、術式は右内腸骨動脈瘤の人工血管置換術だったのですが、これをやらず内腸骨動脈瘤の結紮をしたのです。

公立S病院の医師らの目的は腹部大動脈瘤の手術に見せかけた「四分枝人工血管とY型人工血管との比較研究」だったのです。

東京地方裁判所は、被告病院の顧問弁護士に抱き込まれて原告の訴えを一つもいれず、最初から和解を持ち掛け、これを拒否すると、棄却だと言って、いうことを聞かない原告に対し、これ見よがしに敵意を含んだ憎しみのような態度で接したのです。

幾ら高等裁判所から異動してきた裁判官とはいえ、知的財産部から民事の医療裁判では勝手が違うと思います。いきなり判決文を書くことができるのでしょうか。疑いを持ちます。世の中には、当人に代わって、下請けで書く人が居ても不思議とは思わなくなっています。代議士が地元の有権者にする挨拶を役人に丸投げし、残業してまで書かせていることを、トップの事務次官が、その行為を是認していることを見れば、判決文を医療裁判に詳しい、裁判長以上に詳しい者が裁判長の仮面をかぶって書いたとしても、これは不思議な事ではないかもしれません。

更に、原告がインフォームド・コンセントに関する最高裁判所の判例（平成13年11月27日、説明責任違反に係る責任の有無）を添付したことも、何ら検討もなく無視し続けたことは、最高裁判所の出した判例の拘束力を認めないということで問題があります。

『最終判決は、「当事者間の争いに最終的な決着をつけ、それにより当事者は同じ主張を再び裁判所に持ち出すことはできないという機能」すなわち「既判力」を有する。と共に「その判決の示す法命題（法準則）が後の判決の基準となる機能」すなわち「先例の拘束力」を有するとされる。』（君塚正臣『横浜法学』24巻第1号〈２０１５年12月〉）
と判決の先例拘束力を言っています。

控訴を決める

民事訴訟法においての裁判では、弁護士の経験と力で判決が左右されるということを強く感じました。また司法公務員のいい加減さを知りました。

控訴審にあたっては、小林は弁護士を変えることを考えて、その旨を弁護士に話しました。にわかにではありましたが、代わりの弁護士を見つけて欲しい、もしくは専門性の高い経験者の協力を得て弁護をしてもらえないかと頼みました。小林も探しましたが急であり受けてもらえる弁護士は見つかりませんでした。

一審を頼んだ弁護士には、それでは手を引くと言われ、小林は再度弁護人を探しました、何人かに裁判資料を持ち込んで見てもらいましたが、途中からの交代は難しい、駄目だということで引き受けてもらえませんでした。公判までの時間的な制限もあって、止む無く続けてお願いしました。

弁護士は控訴審の窓口は娘弁護士に代わるということを条件に、再度引き受けてもらいました。ますます、条件は悪くなりました。娘の弁護士はいわゆるイソ弁で他の弁護士事務所に籍を置き、母親弁護士を手伝っている人でした。残念ながら、原告側弁護士は、交代の可能性があるかもしれないことや引き続いて弁護をすることになったこと、裁判所との窓口を娘弁護士の所属事務所に変える、という手続き等を裁判所に通知していました。このため、以後の裁判は高裁の受命裁判官の言うなりになったように思われました。これでは、原告がいくら声を大にして話をしても、裁判所のベテラン書記官や受命裁判官に宥められ、無理やりの「和解案」を受けいれる素地ができてしまったのかもしれません。

控訴審はこうして始まりました。

（注）ここでいう裁判所とは、裁判官と同じ意味で言っています。

手術の真相 13 控訴審から和解へ

２０１６年６月24日、東京高等裁判所から、法廷を開くとの連絡が原告代理人弁護士事務所にありました。併せて高裁は、和解することができないかというのです。

６月24日に、弁護士と一緒に出廷すると間もなく、正面扉から３人の裁判官が入廷し、裁判長を中心に右陪席、左陪席が立ち一同が起立、礼をして着席しました。裁判長が判決を「９月６日に下す」と言っただけで閉廷しました。５分足らずのアッという間の出来事でした。審理については何の沙汰もありません。これだけでした。

控訴審では間違った判決を、一審の続きで控訴理由書の審査、不服の事実認定を再度行い、不服申し立ての真偽を問い直すものと思っていましたが、被告からの控訴答弁書の提出があった様子はありませんでした。

この間に何らかの審理が行われると思っていましたが、それもありません。

法廷を出て、帰ろうとしていたところに、受命裁判官（和解交渉を委任された裁判官）が追いかけてきて、和解について原告代理人に話をしました。これを伝え聞いた小林は、和解はしない、きちんと審理をして判決を貫いたいと言って和解を断りました。

その後は、高裁の受命裁判官と原告代理人との間で、話し合いがありましたが、詳細は聞いていません。原告は何度も判決を貫いたいと言って、原告側弁護士と何度も確認しあっていました。

しかし、受命裁判官は一方的に、和解を勧め、原告側に何の相談もなく、いきなり、被告側弁護士が裁判所の指示で和解案を作ったと言ってファックスを原告側弁護士事務所に送ってきました。裁判上の和解では、当事者の譲り合いによるのかと思っていましたがそうではありませんでした。少なくとも二、三度は代理人を招き、相互の主張を聞き、裁判官が考えを示してから和解案を示すのが当たり前ではないかと思っていました。

被告側弁護士は、**控訴審でも原告の控訴理由書に対する反論は一切しないと言い**、高等裁判所の指示で和解案を書いたと言っているのです。

平成28年8月31日
控訴人　小林○○
被控訴人　S病院外1名

ご連絡

被控訴人ら訴訟代理人弁護士　T
同（担当）　K

頭書事件に関する被控訴人の和解条項案を別紙送付いたします。

この和解条項案は、従前、御庁より控訴人が希望する和解の内容をお電話にてご連絡いただくとともに、被控訴人においても和解の検討を行うようお電話があったことを踏まえて作成したものです。第4項及び第5項は、東京地裁医療集中部にて用いられている和解条項（4項それぞれ若干の表現の違いはあるようです）に準じたものとしております。

控訴理由書に対する反論提出に先立ってお送りすることとなり恐縮ですが、ご確認くださいますようお願い申し上げます

以上

被控訴人は控訴人の要求を一切考慮していません。

被告側弁護士が高裁の裁判官指示を受けて出してきた和解条件

別紙被控訴人の和解条項案

1　被控訴人らは、次の各条項を認め、控訴人に対し、遺憾の意を表す

①本件手術の手術説明書に腹部大動脈瘤の最大短径が55㎜であるとの不正確な記載をしたこと

②術前説明の際、控訴人が代替治療についてセカンドオピニオンを受けたいと考えるような情報の提供を行わなかったこと

③術前説明の際、右内腸骨動脈瘤に関して結紮術を行う可能性があることなどの具体的な手術手技の説明を行わなかったこと

④術前説明の際、合併症の一つである殿筋跛行について、具体的に説明を行わなかったこと

2　被控訴人S病院は被控訴人病院の勤務医師に対し、本件を踏まえて、インフォームド・コンセントを徹底すべく、患者に対する説明を実施するよう指導する

3　控訴人は、被控訴人に対する賠償請求を放棄する

4　控訴人および被控訴人らは、本件および本和解条項の内容について、正当な理由なく第三者に口外しないこと

5　控訴人は、本件に関し、被控訴人ら及び被控訴人病院の医療従事者（本件当時、医療従事者であったものを含む）に対し、各名の如何にかかわらず、一切の責任を追及しないこと

6　控訴人及び被控訴人らは、控訴人と被控訴人らとの間には、本和解条項に定めるもののほか、何らの債権債務が存在しないことを相互に確認する

7　訴訟費用は第一、二審を通じて各自負担する

結局、**被告は控訴理由書に対して反論はせず**、裁判所の指示で、控訴人が希望しているとの言い訳を付けて（受命裁判官の意向と原告に押し付けか）、自らに都合のいい、和解案を作って送ってきたのです。

和解を進めてきた裁判官は、職権で被告に和解文を書かせて、書面和解（264条）に持って行ったのです。原告側弁護士が知らないわけがないと思いますが、この辺のいきさつを原告は承知していません。だから、原告は、和解とは双方の譲り合いが原則だと思っていたのですが、このような考えは裁判官にはなかったのです。東京高裁の和解は、強引でした。原告は裁判官の要請を一度は断り、出廷しませんでした。原告代理人は出席し、次の打ち合わせ日時を

決めてきました。このような方式をとったのは、被告側弁護士と原告側弁護士との合意ができていたのではなく、裁判官の一方的指示だったのです。2度目は、長時間にわたって、説得され、被告の原案のほんの一部（4項の第三者に口外禁止について）だけ修正しただけで、そのままその場で受け入れることになりました。

裁判官は、「永い時間をかけて、控訴までして棄却なら、裁判して何も得るものがないじゃないか」「このままでは訴訟した意味がない、もともとは説明責任と同意のあり方が問題だ。このようなことが二度と起こらないようにするには、再発防止が重要だ、インフォームド・コンセントを徹底することを被控訴人は約束すると言っている。裁判官も保証する」「だから和解した方が、今後の患者のためになる」と何度も同じ言葉を繰り返し、とうとう説得されてしまいました。

原告が弁護士と相談して、棄却でもいいから、判決を受ければ、どうしてこのようになったのかははっきりすると話し合って、和解交渉に臨んだのですが、結局受命裁判官の説得に押し切られてしまいました。小林の意思の弱さがあらわれたのです。

小林は、裁判所が一方的に行う和解という方式があることを全く知りませんでした。一般的には、当事者双方が対席で行われるのが普通であると思っていました。当事者だけを呼んで、一方の当事者と一度も、顔を合わせることなく裁判官の裁量で和解させるという方法は法律の趣旨からいって問題だと思っています。手続き上も、被告が一度も和解の席につかないで、受命裁判官が仕切る和解はどうしても腑に落ちません。法律の専門家が行う和解ですから、今更言っても仕方がありません。
このためか、被告（被控訴人）は小林とは和解していないと和解を反故にして、約束はしていないとつっぱねたのです。何と情けない、訴訟でした。

このような、裁判所の意向で被控訴人が作った身勝手な和解文は認めるわけにはいきません。時間の経過、診療経過を無視したメチャクチャな作文です。この案を裁判所が認めて支援しているのだから困ったものです。これは原告に対して遺憾の意を表した謝罪でありません。原告（控訴人）は、次のような理由で拒否しました。

和解案についての反論は、原告が手術に同意したのは、Z医師が渡した12月2日の手術説明書ではなく、7月15日G医師から渡された造影CT画像の55・5㎜の画像のコピーを渡されていまにも破裂する、手術だと言われ、Y紹介医相談の上、考え抜いて何度も何度も手術に同意するように強要され、同意の意を示した11月8日です。実質同意はG医師との間で決まりました。これをもってG医師が手術説明をZ医師に指示したのです。裁判所は、手術に同意をするまでの診療経過を無視したものです。
被告の和解文の手術説明は事実は、12月1日の話です。説明書の日付は12月2日となっています。原告はこの日には、被告病院に入院しているのです。最初から、患者を騙すための仕組みがあったのです。

被告は、手術に至るまでの都合の悪い「診療経過」を完全に無視して和解案を書いています。裁判所公認なのですから、原告の和解案は一顧だにされなかったのです。

②は、手術説明の際、原告は、セカンドオピニオンを受けたい、と言っていません。説明書のどこにも、セカンドオピニオンについて書いてありませんので、質問したいとも思うわけがありません。代替医療と誤魔化しです。聞いたのは選択肢、ステントグラフトについてです。完全な作り話です。

③術前説明の際にと、書いていますが、右内腸骨動脈瘤があることも、手術することも説明していません。説明していないのに、右内腸骨動脈瘤に結紮術を使う可能性があるというのでしょうか。何も右内腸骨動脈瘤の手術について、Z医師の腹の中まで知ることはできません。被告側弁護士の言っていることがメチャクチャで筋が通りません。
手術説明書2／3の右端に当時慌てて手書きしたという、右内内腸骨動脈瘤は手術説明書も手技図もありません。これで、右内腸骨動脈瘤の手術説明をしていると言えるのですか。

④術前説明の際、合併症の一つである殿筋跛行について具体的な説明をしなかったと、言っていますが、ここでは既に、右内腸骨動脈瘤の手術説明をしているという前提で書いていますが、手術の術前説明は、腹部大動脈瘤の手術説明です。殿筋跛行は、腹部大動脈瘤の手術ではなく下肢の右内腸骨動脈を結紮したことが原因で右臀部、殿筋への血流が止まり、殿筋虚血で起きた術後障害です。右内腸骨動脈瘤を手術するとの説明をしていないので、具体的な説明ができるわけがありません。被控訴人は、このような①〜④までの条項が遺憾だと言っていますが、何一つ真実に触れていません。手術までの経過を省かないと、どうしても被告優利な和解文にはならないのです。被控訴人はあえて作文しているのです。

捏造したCT画像でG医師が手術を強要し、11月8日、G医師の診察室で診療契約をすると言ったのです。同意の事実があるから、術前の説明があり、その日付が「12月2日」の契約なのです。しかし、12月2日には診療契約の実態がないのです。

それであっても同意書のサインは、実際の説明日と違います。これを隠して①〜④が遺憾の意であると言っています。

第二項は、病院、勤務医に対して、本件を踏まえてインフォームド・コンセントの徹底と患者に対する説明を十分に実施するよう指導する、と約束をしています。

第三項は、控訴人は、被控訴人らに対する請求を放棄する、と控訴人の一切の損害賠償を認めていません。

第四項は、事件を口外しない、という被告に対する原告の口止めの約束文です。

第五項は、被告病院、及び病院の医療従事者に対し、名目の如何にかかわらず、一切の責任追及をしない、という敗者に対する宣言です。

第六項は、控訴人小林と被控訴人病院らの間に、本和解条項の定めるものの他、何の債権債務も存在しないことを確認する、としています。

第七項は、被控訴人は裁判費用を負担しない、というものです。

不思議なことに、この和解文は、東京高等裁判所のお墨付きなのです。高裁はこれで、和解しろ、さもないと棄却する、と言っているのです。被告側弁護人が勝手に書いた中味のない(デタラメな)文章なのです。これを東京裁判所が書かせおしつけたのです。

控訴人(原告)はこれを拒否し、原告の和解案を裁判所(受命裁判官)に送りました。しかし、裁判所は受け入れず、話し合いを持とうと、控訴代理人に控訴人が出廷するよう連絡してきましたが、控訴人（小林）は、出廷を拒否しました。原告代理人だけが出廷して再度和解交渉をすることになったのです。

平成12年10月12日、裁判所の再度の要請に応じて出席しました。

この話し合いは、最初に高等裁判所の和解室で控訴人、代理人2名と受命裁判官の4名で行われました。被控訴人らは、部屋の外で待っていたようでした。受命裁判官は、最初に和解案どおりでいきますと言われ一歩も譲りませんでした。どうしても和解させようと、いろいろ話題を替えて言ってきましたが、控訴人らは、和解室に入る前に、和解は受け入れられないと確認していました。

和解裁判官は、和解しなければ「棄却する」と言ってきましたが、それでもいいから、判決を求めました。受命裁判官は、態度を和らげ「これでは、何も取るものがなく、裁判した意味が全く、ないじゃないか、原告の裁判した本当の目的は、お金ではなく再発防止にあるのではないですか、被控訴人は、再発防止のため、インフォームド・コンセントをしっかり守る。そのため、マニュアルを作り具体的に院内に周知をすると言っている。更に、控訴人は何時でも、S病院で行われている、進捗状況、内容について問い合わせすることができる。被控訴人らもこれを守ることを和解文に入れ、院内に指導すると約束している。被控訴人S病院は、事故が多く賠償保険は使えない状態である。損害賠償するには『病院議会』の承認を得なくては支払う事ができないと言っている。再発防止の条項が入ったことで了承して欲しい」と、時間をかけて説得されました。結局、訴訟人は受命裁判官の言うことを信じて和解に応じたのです。すると即刻受命裁判官は、部屋の外に待っていた被控訴人らを呼び入れ、隣の部屋に待機していた書記官に既に用意していた和解書（一言一句も訂正することなく）を持って来させて、即、サインをさせたのです。被控訴人は、既に和解となることが分かっていたのです。

小林は原告側弁護士から、上訴は難しいと言われたので和解に応じたのです。同日同刻、裁判所の建物は一斉に停電し真っ暗になりました。約10分間、暗がりの中で和解裁判官の母親が入院し、自身が経験した病院の態度について話を聞きました。

和解後、この和解も、被控訴人によって、約束していないと言って、一方的に反故にされました。**和解文は、原告宛に「書いたものではない」**というのです。またまた、騙されたのです。今度も、被告代理人と東京高等裁判所の裁判官の結託したものでした。和解とは判決と同じだといいますが、こんなことがあっていいのでしょうか。

結局、第二項、第四項について疑義が続き、第二項は控訴人に対する公立S病院の約束だと受命裁判官Kは約束しました。これが訴訟を起こして勝ち得たものだと言われたので、仕方なく合意したのです（結局、裁判官の点数稼ぎのウソ・出まかせだったのです）。

第二項は第三者条項で既に多くの人の意見や指導を得ており、関係した医師や原告の会、病院議会議員、友人たちには公表している。その上で開示しないことを約束しました。あくまでも、被控訴人が第二項の約束を実施することが条件でした。

裁判官Kは被控訴人も了解したことだと言ったのです。

被控訴人の「口止め」条項の念押しに対して反対した項目

控訴人が言う、既に告知している第三者。
1　医療事故調査センター
2　医療過誤事件にかかわる弁護士等から紹介があった場合における当該弁護士
3　S病院企業団議会議員
4　医療過誤原告の会
5　W（医師）への報告

被告公立S病院らの、和解条件の遵守について、和解後、原告代理人が約束の実施状況について被告側弁護士に問い合わせました。

平成28年12月22日

ご連絡の件

S病院企業団代理人
弁護士　先生

小林○○氏代理人

ご尽力により和解にて一応の決着を見ましたことを改めて、御礼申し上げます。
ところで、東京高等裁判所において平成28年10月12日に成立した当事者間の和解条項二には、被控訴人S病院企業団は、被控訴人病院の勤務医師に対し、本件を踏まえて、インフォームド・コンセントを徹底すべく、患者に対する説明を十分に実施するよう指導する、と明記されております。和解成立後すでに2カ月を経過している現在、S病院企業団のこの点の指導の具体的な取り組み、及びその効果について、ご開示頂きたく、本書をもって要請いたします。

以上

ご回答

平成29年1月10日
小林○○殿　代理人

弁護士法人　○○法律事務所

前略　貴殿らの平成28年12月22日付ご連絡の件につき、次の通り回答いたします。

ご連絡において、平成28年10月12日成立の和解条項第二項に基づく、**公立S病院のインフォームド・コンセントにかかる取り組み状況について開示要請がありましたが、小林氏に対する個別具体的なご回答等をすることはお約束していない内容になっていますので、今般のご要請に応じる予定はございません。**

何卒ご了解くださいますようお願いいたします。

匆匆

また、また騙される

公立S病院、代理人弁護士らは、小林に対する和解の約束は、最後になっても、文章内容が小林宛に書いてないといって誤魔化し、受命裁判官が確約したことをも完全に反故にされてしまいました。第二項は小林宛に約束していない文章と言うのなら、この和解は誰としたのですか。それなら和解はないのです。これ以降の項目についても、小林宛ではないと理解します。

公立S病院は和解は小林宛にしていないと言うのですから、この和解は存在しないのです。

小林の裁判は、最初にS病院の医師らに手術適応のない捏造した腹部大動脈瘤の大きさで騙され、説明書記載のY型人工血管を使わず、四分枝人工血管を使用し手術され、架空の手術説明日で騙され、知らないうちに説明も同意もない右内腸骨動脈瘤を手術され、次いで被告側弁護士の策略で、架空の説明日に、詳細な手術説明をしているかのごとき偽造した説明書をもって、芝居を法廷で打って裁判官を騙したのです。

裁判所は証拠も調べない、原告の訴えも聞かないで、被告の言いなりになって「棄却」と判決を行い、控訴審の東京高等裁判所においても一審判決から一歩も進むことなく、棄却と言って脅し裁判官主導の和解を強要し、和解をしたら、被告側弁護士は、「**和解文は小林宛に書いたものではない**」と、言って身を削ってした和解約束を反故にしたのです。考えられないことが医療裁判では平気で行われているのです。

私の裁判は、普通では考えられないウソと騙しの裁判でした。結局、訴える理由はないという判決でした。何のための訴訟だったのでしょうか。裁判とは何だったのか、私的紛争解決のため国が用意した制度ではないのでしょうか。公務員の良心、正義はどこにあるのでしょうか。分からないものでした。

小林はこの事実を文書にして病院長、病院議会議員（代議員）宛に送りました。しかし、代議員の方々から何の問い合わせ、意見や感想もありませんでした。ただ、当時被告側弁護士であったS病院顧問のK弁護士から「第三者に口外しないという、約束違反だ」という抗議の電話があったとのことです。原告側弁護士は第三者ではない、関係者だ、と言って受け付けなかったと聞きました。

この顚末を、各市からの代表者、病院議会議員に送ったことについて、議題にするように一部の議員から質問があったが、議題にされることはなく、漸く質問した議員に対して病院長は「その件は和解で既に決着したことだ」、と一蹴したとのことです。病院議会の「議長」は病院職員が務めており、この要請は議題にもならず、話題にもならなかったと聞いています。

公正・公平を旨とした、裁判所が、争いを裁判という公の場で正しく裁けないのなら裁判所、裁判制度の存在理由がありません。公正な裁判があってこそ、国民の平和と安全が守られるのです。

裁判の目的は原告の権利の保護と紛争の解決の手段にあるのです。

医療裁判の実態

人権無視、出鱈目な裁判

東京地裁の間違った判決・高裁の詐欺的な和解の実態

被告病院は自ら作った和解を反故にしてまで事件を隠した

原告・小林の裁判は、これが地裁の筆頭と思われる東京地方裁判所の医療集中部の裁きだと思うと怒りと失望、情けなさが入り交じり、悔しい思いがどうしても抑えられませんでした。間違った判決で国家の権力によって抑えられたのです。原告は代理人を選定し、訴訟を任せましたが、代理人と裁判所間の事務手続き等を除いて、すべて代理人と行動を共にして、裁判の成り行きを見守ってきました。

また、何度か他人の医療訴訟を傍聴してきました。この体験を踏まえて、自らの裁判を顧みると、原告の裁判はあまりにも尋常ではない、出鱈目な形で進められていたことに気づきました。

一般的な医療訴訟において、どのような手順で裁判が進行していくのか勉強してみました。昭和の時代はともかく、そこで行われた裁判は、稀に見るきわめておかしな手抜きで、最初に棄却判決ありきの裁判であったことを、ここにその実態を記し世間に訴えて、今後の医療裁判の参考にしてもらいたいと思いました。

原告が裁判を任せた代理人は、経験があると言っていましたが、どのように裁判が進行していくのか、聞いても答えてくれませんでした。支援すべき原告の病態についても知識が欠けていることも感じていました。弁論を戦わせるべきところで黙していることもありました。

「間違いなく公立S病院G医師によって、実験する手術患者を得るために仕組まれたもので、原告は騙されているとも気づかずに手術を受けた、という真実が証明できるから勝てる」と言われ、原告も真実は証明できると確信し立証できる証拠も整えました。

どのように騙されたのか、手術に至る診療経過も提出しました。更に陳述書でも訴えました。手術説明日が架空のものであり、これも証拠をもって訴えました。

裁判になっても、S病院は手術に至るまでの診療経過を提示せず、また裁判所はこれの提出を促すことはありませんでした。したがって、診療経過、治療経過を議論することもなく、原告の主張に対して、被告は、準備書面で訴訟の認否、手術は四分枝人工血管を使った手術が日本有数の実績があることを明らかにしただけでした。最初の裁判長はこれを表にしただけで、争点の整理は行いませんでした。そこで裁判長が交代したのです。

以降は全く審理の場では何が争点なのか審議もせず、交代した裁判長は、それまでと同様にこの件は「棄却だ」と言い、証拠調べも行わず2年も掛けて14回行われた口頭弁論期日では、裁判長は被告が反論を出す、ということを言って時間だけを費やし、回数だけで中身の全くない、口頭弁論を続けました。被告側弁護士は、反論を出すと言い続け、最後まで、Z医師が忙しいと言って反論を出しませんでした。なんと裁判長は判決に関わる事実を確定しないまま、判決を書いたのです。公僕として公務員として誠実な仕事をしていないのです。このような裁判が医療訴訟では普通に行われているのでしょうか。原告だけの特殊な事例だと思っていいのでしょうか。このような裁判が東京地裁医療集中部で許されていいわけがありません。

これが司法を司る三大都市に設けられた特別チームである医療集中部の裁判官のやる裁判なのかと、憤りが抑えられない思いが日を追うごとに強まっています。何故、医療訴訟では真実が問われないのか、どう考えても納得ができないのです。これは国家が用意した公平、中立的な立場にある裁判官の仕事ではなかったのです。

民事事件だから、真実はどうでもいい、弁の立つ狡猾な強者が勝つのでしょうか。裁判は裁判官自らの事情に合わせた詐欺的医療行為が蔓延することを結果的に許されてしまう世の中になっているのです。強いバックグラウンドを持つ者の行った悪行が、まかり通るのが当然というのでしょうか。

真実を覆い隠し、公を背景として権力を行使した裁判官、被告等。追及した原告（患者）を無視、体面だけを必死に守る病院に肩入れした裁判長は病院べったりの被告代理人の求めに応じたのです。

昭和の時代ならともかく平成の時代になっても、医療裁判には勝訴無しと言われ、旧態依然の悪習を引きずり、市民が求める当たり前な裁判は日本の首都・霞が関でさえ受けられないのです。医療訴訟では、まともな判決は出してはならないという方針があるのでしょうか。明らかな間違いも、裁判では正しいものとされてしまうのです。

まともな裁判は真実の追及であり、真実に至る裁判の手順はあらかじめ定められているはずです。

裁判官（長）の身分は独立し、誰にも妨げられず、裁判を指揮し判決を書くことができます。その根拠は真実の追及で明らかになった結果そのものであると思うのです。

しかし、これが、審理されることなく当然行うべき手順を省き、一方に偏った判決では、法律そのものは不要というか、制度そのものはないものと同じです。

原告の裁判では、何がなんでも最初から棄却ありきだったのです。最初の裁判長は「棄却する」と言ったのです。交代した裁判長も「棄却だ」と最初に言いました。

原告の裁判は最初から問答無用なのです。過去の時代はそうであったとしても、平成になっては、まともに訴えを聞いてもらえるものと信じていました。ところがそうではなかったのです。訴訟に対してまともに対処してくれる裁判官は、言われているように少数なのかもしれません。医療裁判はまともに裁くと制度を壊す、だからすべて門前払いなのです。医療裁判には公正は期待できないと言われるのはこの辺にあるのかもしれません。これでは時代と真逆の方向に裁判制度が行っているのではないでしょうか。個人としての尊厳、人間としての尊厳はどこにあるのでしょうか。医療制度を守り発展させるには、悪いことは罰せられ真実が真実でなければ医療科学も医師のモラルもあってないもの、絵に描いた餅でしかないと考えます。

特に原告の裁判に当たった裁判長、途中交代した裁判長とも不誠実な裁判官で最初からまともな裁判をするつもりがなかったのです。

事件は、「ウッカリ、ハッと」で起こったのではなく、最初から計画され仕組まれた事件なのです。通常ならば、手術はなかったのです。最初にG医師が言ったように、経過観察すべき病態だったのです。恐らく、よその病院に行っていれば、手術することもなく、このような苦しみは避けられたものと思っています。

当初、かかりつけ医Y医師の紹介で行ったS病院の心臓血管外科医G医師は、初診の3月15日のカルテには「肥満のため腹部腔瘤は触知できない」と腹部大動脈瘤を触診したかのように記載していますが、動脈瘤の状態を確認していません。更に12月1日の電子カルテには、診察の事実もないのに、「腹部拍動性瘤触知」となっています。いつZ医師は、患者を触診して動脈瘤を確認したというのでしょうか。総腸骨動脈についても瘤が拡大したと言っていますが、7月15日、CTの立体画像では20㎜とカルテにあります。また腹部大動脈瘤が嚢状でないことが確認できます。

医学は科学だと、かかりつけ医は言われます。

原告が受診した病院は、何故か途中から患者を研究材料にしようと決めたのです。そのためは、検査結果を捏造し、ウソの検査結果を患者に渡して、わずか4カ月足らずの期間に大変な事になったと言って故意に捏造した「腹部大動脈瘤のCT画像55・5㎜」を渡して「手術になります」と告げたのです。患者には、何の症状もありませんでした。ただ健診結果の確認のため訪れたS病院でCTを使って精密に検査し診断したG医師からは、腹部大動脈瘤はあるが、43㎜で、経過を診ましょう、と言われました。経過観察と言ってわずか4カ月を経ない、短い期間で再度造影剤を入れたCTで動脈瘤が55・5㎜に急拡大するとはどうしても信じられませんでした。痛くも痒くもなく、何の症状もないのです。今度はG医師は嫌がる患者に何度にもわたって手術を迫り、ついには紹介医を通して「腹部大動脈瘤が今にも破裂しそうだ、時間はない」とG医師が言っていると、紹介医から説得させたのです。紹介医も本当のことは知らされず騙されたのです。地域の拠点となっているS病院の専門医であるG医師を信じて言われるままに患者を説得し、決断をしない患者に手術を受けるように強く患者を説得したのです。紹介医は文書（ハガキで）強く説得したと、G医師に報告しているのです。G医師はこの結果をT病院に報告し、年末までに手術することになったと、診療情報を送っています。

S病院は、臨床研究を行っていたのです。腹部大動脈瘤と腸骨動脈瘤を併せ持った患者を探していたのです。だから、造影ＣＴで明らかになった腸骨動脈瘤があることで四分枝人工血管を使用するために腹部大動脈瘤を拡大、捏造して手術適応に仕立て上げたのです。あろうことに患者（原告）は四分枝人工血管とＹ人工血管との比較研究材料にされたのです。

またＳ病院の心臓血管外科Ｚ医師は、上司のＧ医師の言う通りに、カルテ記載の数値と違っていることを承知していながらＧ医師の指示に従い、手術説明書に言われた通りの数値と形状、腹部大動脈瘤55㎜、嚢状型と書いたのです。

このような裏の出来事を知らない患者は、Ｚ医師の言われるままに患者で込み合っている外来診察室で同意書にサインをしたのです。同伴者も言われるまま同意書にサインしました。同意書の日付にも重大な仕掛けがあったのです。

診療契約にサインした12月２日は架空の日付でした。本当は12月１日でした。

術後患者の具合が悪く、担当医（執刀医Ｚが術後担当医）に何度も診察を受け、その都度いい加減な返事と態度に不信を感じ、医療安全管理課の係に当時の診断について、カルテを見たいとＳ病院に公開するように要求しました。病院の医療安全管理課のＨ氏は、公開できるかどうか上司に聞いてみる、カルテが電子化途中なので時間が掛かると言っていましたが、手続きを踏んで後日開示されました。

受け取ったカルテの腹部大動脈瘤は**42～3㎜の大きさ**でした。大きく捏造していたことを確認しました。何故、こんなことをG医師がしたのか、分かりませんでした。G医師はこれを知りつつ、手術しないと動脈瘤が破裂して死ぬと言って、4カ月にわたって強引に手術を勧めたのです。

患者が手術に実質的に同意した11月8日、G医師は手術説明は執刀医のZ医師が行う、私は手術をしないが立ち会いますと言われ、12月1日にZ医師の診察室に行くようにと指示されました。

患者はそれに従いましたが、手術説明当日に、Z医師が患者に渡した手術説明書の日付は、2011年12月2日（金曜日）でした。患者はこのトリックに、訴訟するまで全く気が付きませんでした。既に、手術に向けてした工作は2段階目に進んでいたのです。

患者が入院したのは12月2日（金曜日）で、当日朝10時には病棟の病室にいたのです。Z医師は1日に、同意を取るために、患者の質問に対して、説明書記載の動脈瘤の大きさと破裂（死ぬ危険）について説明しただけで、サインを求めたのです。他の項目は説明しませんでした。

同意書・説明書の日付は2日になっていたのです。他の患者の診察時間の合間に手術説明ができるわけがありません。これも、G医師の企んだ仕掛けだったのです。

日付の工作はカルテの開示を求めた時に、カルテは電子化途中だと言って、この部分だけ、電子化したように改竄しているのです。

Z医師が説明したという2日は既に患者は病室にいたのです。これを証明する担当の病棟看護師の記録があります。

手術説明日はウソだったのです。説明書も単なる腹部大動脈瘤手術のひな型だったのです。12月1日、入院したとする改竄記録（電子化）はありますが、12月2日にZ医師が手術説明したと主張するカルテはありません。立証できないのです。逆に虚偽だという証拠が立派にあるのです。次は3日で、これは手書きでした。電子化したというのは、時間稼ぎだったのです。当然辻褄が合いません。電子化書類（カルテ類）は12月1日を入院日（New Admission）と電子化した文字で書いてあります。この日だけ、何やらわけの分からない欧文になっていました。明らかに訴訟を予期してカルテを改竄したのです。ここまでしても、手術説明書の日付12月2日と電子化したというカルテ12月1日の入院、2日のカルテがないこととの整合性がありません。悪いことをすれば、いずれ化けの皮が剝がれるのです。

口頭弁論において、原告代理人が、患者に渡したCT画像の詳細を要求したところ、被告代理人は、複数のCT画像を提出しましたが、写真の具体的な計測数値について、カルテと決定的な数字入りのCT画像との違いを説明しませんでした、これについて原告代理人の画像の数値を説明するようにとの要求には、「画像には数値は入れられない」と説明を拒否し、説明をしませんでした。原告代理人も患者に渡したCT画像には数字がはっきり書いてあることについて追及しませんでした。

裁判長は、被告代理人の重大な証拠の真偽について説明しないことを注意もせず、数値を入れて出し直すことも指示しませんでした。それで通ってしまったのです。

後日の証人尋問で、G医師は7月15日、患者に「手術になります」と、言って渡したCT画像では、**なにも分からないものだと言った**のです。手術をするための「騙し」だったのです。非常に悪辣で卑劣なG部長医師でした。こんなことが許されていいわけがありません。

何も分からない患者を捏造したCT画像をもって、患者をだました手術適応状態にした、目的の臨床研究のためだったのです。

また手術説明書は患者の症状を自ら書いたものではなく、腹部大動脈瘤手術の一般的な教科書のコピーだったのです。

その内容は、すでに『ある医療訴訟』で既述したように14回に及ぶ口頭弁論期日において、訴訟事項について捏造したCT画像については、裁判長は被告が反論するという被告の答弁書が届いてないと言い、ついに14回に亘る口頭弁論期日を通じて出しませんでした。ですから、審理にならないのです。

Z医師もG医師の指示通り、手術説明書を偽造したのです。Z医師はカルテを見て手術説明書に病名を書いた、と言っていましたがカルテには腹部大動脈瘤42～3㎜と書かれていました。それなのに、42～3㎜と書かずに、明らかに手術するために手術適応である55㎜としたのです。

多分、明らかになることはないと踏んでいたのです。明らかに患者を騙して無用な手術をしたのです。

原告はこの一点、真実をもって裁いて欲しいと訴訟したのです。しかし、裁判所は、この事実、「診療経過」「治療経過」を一切問わずに棚上げして、審理は手術時からの説明に論点を移し、被告側弁護士は、偽造した説明書をもって、本人尋問を行ったのです。裁判長はこのウソ芝居を真実（?）と認め、手術説明書の記載は「誤記」だと言って、判決は棄却になったのです。何で、手術の必要がないのに手術をして患者に障害を与えておいて、「誤記」が通るのでしょうか。こんな裁判が許されてしまうのですか。

民事裁判は、こんなに虚しいものなのでしょうか。一人の裁判官が、黒いものを白だと言ったら、白になってしまうのです。

原告は代理人に一任しましたが、裁判には、終始同席し、事の成り行きを見守ってきました。時には、裁判長の許可を得て、質問もしました。だから、こうしたことが分かってしまったのです。

医療裁判も、真実を求めるためには刑事事件にしなければ正しいことが暴《あば》けないのでしょうか、全く虚しい思いがします。

本来、原告の訴訟は医療過誤事件といわれるような、技術的・科学的に難しいものではなく、病院の医師等が臨床研究として捏造した腹部大動脈瘤（手術適応でない）をもって、何の症状もなく嫌がる患者に紹介医を通して偽造した情報をもって騙して、強引に同意させ手術した犯罪といえる悪質な事件です。

手術目的は心臓血管外科の医師等が行っていた四分枝人工血管とY型人工血管との比較研究だったのです。このため、原告の腹部大動脈瘤を手術適応に仕立てたのです。患者は、腹部大動脈瘤はあったものの手術適応にはほど遠く、最初から経過観察と言われており、直前の造影CTでも変化がなかったのです。これで見つかった内腸骨動脈瘤（28・6㎜）については、何の説明もしませんでした。

しかし、当時S病院は、腸骨動脈瘤を併せ持った患者を受診者の中から物色していたのです。原告には腹部大動脈瘤があるが、手術する状態ではなく、G医師が捏造したCT画像という、わけのわからない蜘蛛の巣に掛かった獲物だったのです。

同時期、医師等は臨床研究と称して、先の比較研究を行っていたのです。

その研究発表後も黙認のうちに行ってきた「臨床研究」の追加材料にしたのです。

偽造したCT画像は隠すことのできない証拠（カルテ）があり、当時主治医であり診断を下したG医師の証人尋問でも、このCT画像はわけの分からないものだと、患者に渡したことも認めているのです。にもかかわらず裁判所は、何故かこの法廷証言を採用せず、無視したのです。正に結論ありきです。そして、Z医師が手術説明に使った「手術説明書」の腹部大動脈瘤最大径約55㎜、嚢状型と書いた数字を「誤記」、書き間違い、としたのです。カルテは診断医

G医師が書いたものです。同じ数字が、手術決定の決め手であり、一方Z医師の説明書の数字は、カルテの数字を確認しているから「誤記」、すなわち書き間違いとしているのです。更に判決は、誤記であるが、それでも原告は（誤記だと知っていて）手術をしたというのです。手術に至るまでの半年以上に亘る「診療経過」を完全に無視したのです。

裁判は、手術に至るまでの重大な「診療経過」を無視して行われました。被告は口頭弁論期日においては、一切の反論はしませんでした。また、手術説明書、手術記録からも事件の立証ができているにもかかわらず、裁判長は、争点が何処にあるのかを論点とせず、無視したのです。

口頭弁論期日の途中（5回目）から東京高等裁判所知的裁判所から異動してきた裁判長が、原告の提出した証拠を無視して、診療経過も問題にせず、争点整理も行わず、被告が原告に渡した手術説明書右端のメモ書き「右内腸骨動脈瘤径Φ30㎜」（CT画像は28・6㎜）について手術説明したと認めたのです。右内腸骨動脈瘤は腹部大動脈瘤ではなく別の病気であり、これを手術するためには説明が必要で、被告らは説明書の添付もなく、手技図もなく行ったのです。腹部大動脈瘤の説明をもって、裁判長は被告が右内腸骨動脈瘤を含む手術説明をしたと認めて、棄却の判決を下したのです。説明日時を偽り、診察時間に挟んだ僅か10分足らずで腹部大動脈瘤の手術、下肢の腸骨動脈瘤の手術説明ができるわけがありません。

裁判長の責任

裁判長は、口頭弁論期日の第1回目の冒頭に、「この裁判は棄却だ」と言い、途中交代した知的高裁から異動してきたこの裁判長も訴訟全体を知っている書記官から前任者が「棄却」と言っていることを引き継いだと思われ「棄却する」と言ったのです。

裁判長は2年、14回にわたる口頭弁論期日において、訴状の内容について、恐らく事前、事後の内部における口頭弁論期日打ち合わせを陪席と行っていなかったと思われます。何故ならこの口頭弁論期間中に左右の陪席が6人も交代しているからです（後日地裁で確認）。

裁判長は、口頭弁論期日において何も審理をせず、被告代理人が被告医師が反論を出すと言い続けたことについて、裁判長は、その実行を催促もしないで2年近くも待ったのです。しかし、被告側弁護士は、「医師が忙しいと言っている」と平然と言い、「もう少し待ってくれと」言って、引き延ばし、ついに口頭弁論期日に反論は出しませんでした。裁判長は、集まっては次回の期日を決めただけで無駄に過ごしたのです。こんな裁判があるのかと、原告は後になって調べて分かったのです。

裁判長は、原告が出した証拠を調べもしないで、被告の反論が出ないまま、他の審理も弁論も行わず、争点整理も行わず、争点が何処にあるのか確定もしないまま終わってしまいました。医療訴訟とは何か、裁判手続きも知らないうちに形だけを整えて進んだということです。最終の人証調べ（証人尋問）場で、３人の裁判官がひな壇に登場し、証人尋問、被告尋問を行いました。陪席は口頭弁論期日に出席していないため質問は当を得ませんでした。理解していないのです。

被告代理人の当事者質問は被告Z医師とあらかじめ示し合わせた改竄した手技図を示しながらの芝居を裁判長は許し、ありもしない質疑を行い右内腸骨動脈瘤について説明したと述べさせ、判決に至っては「棄却」と判決を下したのです。

これが、公に用意された中立的な立場を保障された裁判官のやることでしょうか。信じられません。正義も公正もない最低な裁判の結果でした。腹の中から湧き出る言葉はなめられた・・・ということだったのです。これで公僕として裁判官としての仕事をしたのでしょうか。

新民事訴訟法も平成10年1月1日に改正されました。この法律の最大の目玉は医療過誤訴訟における争点整理の手続きの改正が眼目でした。診療経過の確認、治療の経過、争点整理、争点の確率、集中証拠調べ（口頭弁論）において絞り込まれた争点について、証人尋問、当事者尋問を行って、その後、裁判長は公正・中立な立場で判決を書くのです。

判決文も医療過誤訴訟事件を右陪席として数多く経験したものでなければ、なかなか書くことは難しいと言われています。これらの経験を積んでこそ判決文が書けるということを聞いています。

しかし、原告の裁判においては、4回までの口頭弁論期日まで担当した裁判長は、準備書面で相互の主張を並べただけで異動しました。その後に担当になった裁判長は、同じ建物にある東京高裁の民事・刑事事件とは全く関係のない知的裁判所から異動してきた人でした。この人が、裁判を指揮して、その後10回にわたって口頭弁論を仕切ったのです。しかし、前述したように、事件の内容もつかみきれないで、かといって左右の陪席裁判官は途中複数人が入れ代わっていて合議したとは思えない（裁判が終わってから、東京地裁で裁判資料の公開を求めて確認した）。裁判官は、誰も裁判の内容は心得ているとは思えません。口頭弁論期日にたまに顔を出したのは左右どちらかの陪審か分かりませんが、二度ほどでした。

したがって、原告の裁判は書記官しか頼れない状態です。このような知的裁判所の裁判官がいきなりの裁判を引き継いで、裁判全体を見ることなく、しっかり引きついで勉強することなく書記官の説明に従った、いい加減なものだったと思わざるを得ない裁判だったのです。こんなことが東京地裁で行われたのです。

おかしなことに、口頭弁論期日には、被告の答弁書を待つと言って、待ったことに何の注意もせず裁判長は訴訟の中身については一切話題にしませんでした。また裁判長が、被告代理人に被告医師の陳述書が出されていないことについて聞いたら被告代理人は、「被告の記憶がはっきりしないので待ってほしい」と言って、最後の最後まで陳実書を出しませんでした。これは被告側弁護士と組んだ書記官の法廷作戦としか思えません。

医療者側の事件しか扱わない被告側弁護士の裏に回った隠れた法廷作戦だったのです。原告側弁護士が医療訴訟について素人と見てとった仕業なのです。原告側弁護士も原告の意思を重く受け止めず、医学論議に巻き込まれるのを恐れて、裁判長の言いなりになっていたのです。

訴訟して、最初に分かったことは、原告の「腹部大動脈瘤」の手術には、手術説明書の手技図とは異なり、腹部大動脈瘤には不適当な四分枝人工血管が使われていたことでした。この事実は被告が最初に出した「準備書面」で分かりました。それも、「四分枝人工血管」を使った手術では「我が国において何番目かにあたる実績を誇っている」というのです。原告に渡された「手術説明書3／3　手技図」はY型人工血管を使った手技図でした。術後のセカンドオピニオン（K大学病院）で明らかになりました。原告が術後1年経って要求した「手術記録」でも確認したのです。手術説明書と全く異なる手技で、下肢の問題になる手術についてはどこにも記載がありません。

実際、原告の訴訟の重大な核心は「CT画像、事実の大きさ42〜3㎜」を55・5㎜に捏造したコピーを患者に渡して「手術になる」と言って、嫌がる原告に半年以上にわたって手術を迫り、ついに原告患者が相談していた「かかりつけ医」にG医師が虚偽のCT画像を渡したとは思わず、その判断に従いG医師を信じて「手術を受けます」と手術に同意し、Z医師の術前説明を受けるように指示され、その結果、手術を受けたのです。

ウソをついて、手術の必要もない、手術しなくてもいい患者をあえて手術した医師等の行為は刑法の傷害罪になるものだったのです。手術を自らの興味本位の研究をすることを目的とした手術だったのです医師等の「診断ミス」ではないのです。最初から患者を騙して仕組んだ違法な手術だったのです。

裁判所は、この手術に至る「診療経過」をあえて無視して、議論もしませんでした。事実経過を無視し、手術説明、手術後の診療経過表も出さず、偽物のシナリオで行った猿芝居、証人尋問の結果で判決を書いたのです。

事件の全体像も分からない、前歴もない知的高等裁判所から異動してきた裁判官が、いきなり判決文を書けるのでしょうか。

判決文は原告本人にもわかる筋の通らぬ間違いだらけ、いい加減、蓋然性云々といい、ずっぽうの恥ずべき文章です。これが、国が用意した市民のものと言える裁判なのでしょうか。

あまりにも杜撰、裁判の手順を踏まないいい加減な、そして恐ろしい裁判でした。

新任の裁判官がこのような、手順を踏まず、だれかの示唆を参考にして被告らに有利な裁判の進行ができるということが、現在の裁判官制度では許されてしまうのです。

全く納得できません。原告が死んでないから、いいじゃないかと、いう意思が隠されているのです。

当然行われなければならない裁判手続き

訴えから判決まで

1 提訴
訴えの趣旨を書いて、所轄の裁判所に提出（提訴）

2 診療経過に関する事実
裁判長は事実確認をしない、被告はわざと出さない

3 治療経過について
診療経過について、被告は経過表の提出はしない

4 検査結果の検証
裁判長は原告が物証として提出した証書の検証を行っていない

5 争いのある事実認定
したがって、争点が何であるか、口頭弁論期日においても、何らの審議も行われなかった

6 証拠の検証
証拠確認、甲A第5号証、手術同意書・手術説明書、カルテ、手術記録、入院時看護記録等、一切の証拠の確認はしない

7　争点の整理

何が争点であるか、明らかにしないまま、裁判は終わる

8　主張整理（人証調べ　口頭弁論期日）

被告側弁護士は人証調べの法廷で、宣誓した被告尋問で被告と打ち合わせて、手術説明書3／3（被告提出、乙A第11号証）を副本として改竄して、猿芝居を打って、詳しく説明したかのように番号を振って裁判長を誤魔化した。この説明書の日付は、12月2日で、小林は、入院していてあり得ない話なのです。これを法廷で演じたのですから、驚きです。裁判官らが気づかないのか、裏で話ができているかです。

判　決

主文　棄却（審理のうえ理由がないという）

判決理由は「病院の病名腹部大動脈瘤（最大径約55㎜嚢状型）は誤記であるが、（事実は42〜3㎜、嚢状型ではなかった）原告はそれでも手術は受けた」というのである。

手術に同意するまで10カ月に亘る手術忌避の診療経過（前述）を完全に無視した判決です。患者の基本的人権が侵された、あり得ない判決で到底納得できません。

受診から手術に同意するまで

診療経過表

診療経過を順に記す（この経過は前著『ある医療訴訟』に記述）

一、２０１１年２月17日、Ｔ病院で健康診断を受ける。検査の結果どこにも異常はないが、腹部に動脈瘤らしいもの（疑い）があると言われる。妻に話をしたところ、詳しく調べてもらったらと言われ、検査を受けたＴ病院の医師に話したところ、同病院には心臓血管外科がないので紹介できないが情報は提供できる、と言われました。かかりつけ医に相談したところ、地域の拠点病院であるＳ病院を紹介されました。

二、３月15日、Ｔ病院のエコーと医療機関用診療情報提供書（３月10日発行）、かかりつけ医の紹介状をもってＫ市の公立Ｓ病院心臓血管外科を訪れ、Ｇ部長医師の診察を受ける。持参したエコーを見てＧ医師は、動脈瘤は40㎜内外で心配ない、経過観察をすることになる、と言われ、念のためＳ病院のＣＴ（単純）を受けるように指示されＣＴを受けました（当日のカルテ：ＡＡＡ#40㎜となっています）。

三、３月29日、ＣＴ検査結果を聞くためにＧ医師の診察を受ける。腹部大動脈瘤の検査結果は43㎜と言われ再度経過観察します、と言われた。４カ月後にＣＴ予約を受ける（カルテ：43㎜、前回から明らかな増大なし。S病院放射線科レポート）。

四、**7月15日**、予約した腹部大動脈瘤の経過観察のため、CT造影（造影剤を血管に入れた）を受ける。

五、**7月22日**、CTの検査結果を聞くためにG医師を受診。造影CTの結果、腹部大動脈瘤が55・5㎜に拡大している、手術になります、と言ってA4判の大きさのCT画像をコピーしたものを渡された。画像は二つあり右の画像には動脈瘤と言われたものが写っていてその画像には2本の線が引いてあり、文字と数字が打ってあり、長さ55・5㎜ともう一本は長さ36・4㎜と書かれていました。G医師はこの55・5㎜を指して、手術になりますと言ったのです。またもう一方、左の画像には長さ28・6㎜と書かれていました。この画像については、何も言われませんでした。また、動脈瘤の形状は嚢状型だとは言われませんでした（しかし、後から確認したところ、当日のカルテには42〜3㎜、動脈瘤の形状は偏心と書いてあります）。

患者は驚いて、手術は嫌です、手術はしません、と断りました。わずか4カ月足らずで20㎜近く動脈瘤が拡大しているのに、何の症状もないからです。動脈瘤の形状も本当のところ（後から調べた放射線専門医の見解）紡錘型で、何の問題もないものでした。

六、**7月25日**、かかりつけY医院を受診、同医院には毎月診察（薬の処方箋）を受けている。腹部大動脈瘤の手術について相談する。Y医師は「少し様子を見るように」と言われる。

七、**8月22日、**S病院受診。Y医師との相談したこと。「様子を見ることにした」と報告する。G医師は、手術するかどうかを決める前に、心臓負荷検査を勧められる。あなたは狭心症の治療、冠動脈にステントを入れる、T病院でこの手術をしたので検査をする、と言ってT病院の循環器科に行くように手配をされました。

八、**9月13日〜15日まで**G医師の指示で患者はT病院に入院し、カテーテルを手首から入れた心臓負荷検査をした。

九、**9月30日、**T病院の検査結果を持って、S病院のG医師を受診。検査結果を見せる。G医師から手術を勧められるが断る。この時に「手術をしないなら（病院に）来るな」と言われる。そして、患者を待たせておいて、Y医師宛てに手紙を書き、患者に持っていくように依頼される。患者は、その足でY医院を訪ね、Y医師に手紙を見せる。Y医師は、その場で手紙を読んで、「手紙には、手術をしないと破裂して死ぬ」と書いてある。早く手術した方がいい、と言って手術を勧められました（Y医師は、後日G医師あてハガキで、「強く手術を勧めた」と報告している）。

十、**11月8日、**S病院G医師受診。相談していたY医師から手術を強く勧められたので「**手術を受けます**」と伝えました。すると、G医師は、これが人工血管だと言って、1本の紐状のザラついた化学繊維で作られたと思われるものを患者に触らせてくれました。そして「私は手術をしないが、立ち会う」と言われ手術説明は12月1日、執刀するZ医師

かかりつけ医からG医師への返事

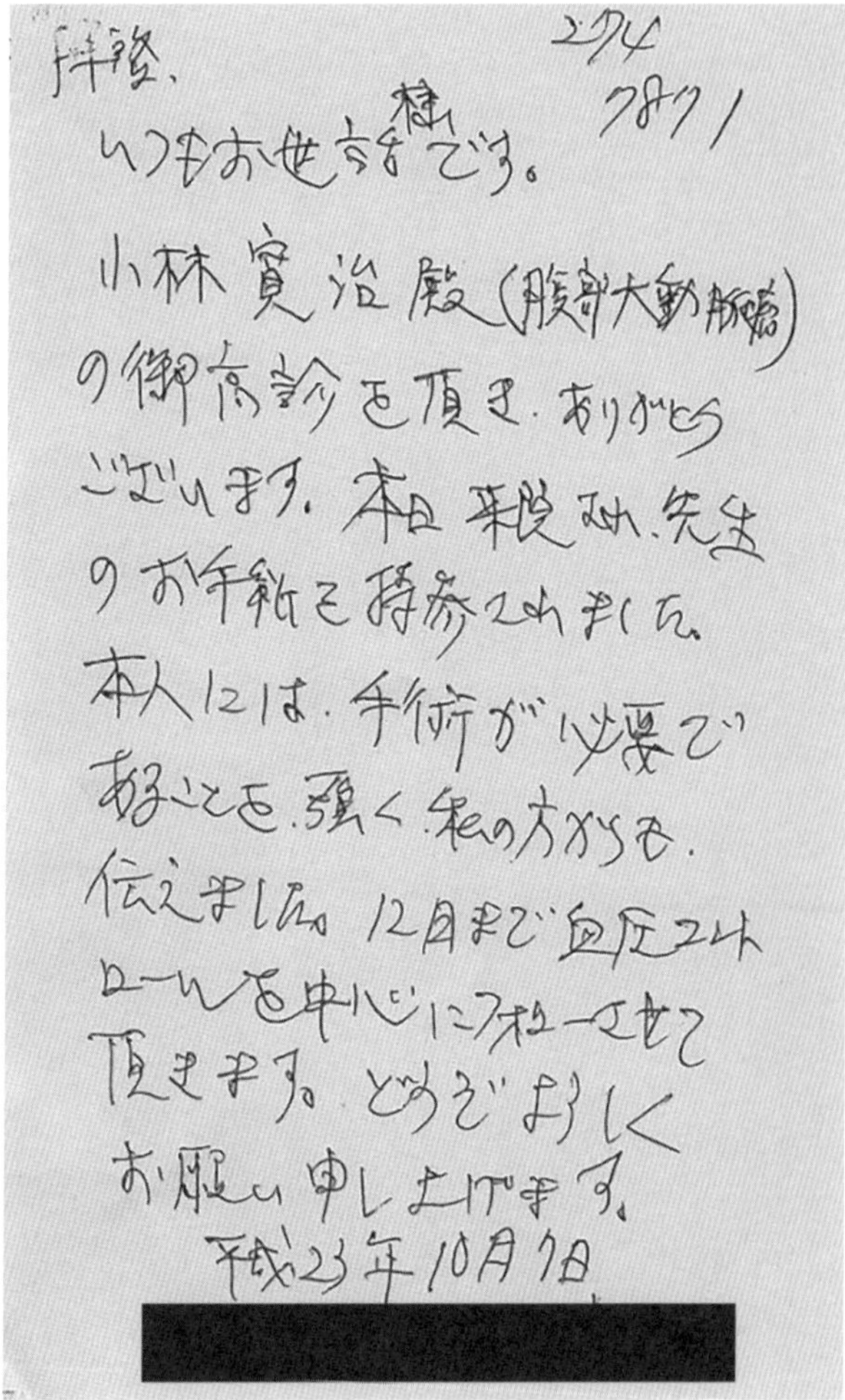

拝啓、　274
7871
いつもお世話様です。
小林寛治殿（腹部大動脈瘤）
の御高診を頂き、ありがとう
ございます。本日来院され、先生
のお手紙を持参されました。
本人には、手術が必要で
あることを、強く、私の方からも、
伝えました。12月まで血圧コント
ロールを中心にフォローさせて
頂きます。どうぞよろしく
お願い申しあげます。
平成23年10月7日
[redacted]

が行う、と言って、目の前のパソコンを開いて、入力し、当日午後、Z医師の診察室に行くよう指示されたのです。

重要な一日

十一、12月1日（木曜日）午後、Z医師の診察室前で大分待たされ、マイクで呼ばれてZ医師の診察室に入りました。同伴者は患者本人、その妻、妻の甥、妻の友人の4人です。診察室には、Z医師ただ一人でした。Z医師は用意された3枚組の手術説明書、1枚目は、病院長あての手術同意書。2枚目は、手術説明書、3枚目は病名と手術手技図と付記書、同意書には「小林寛治は『腹部大動脈瘤に対する人工血管置換術』に対する……（検査・手術・治療）に同意する」となっていました。手術説明文章は2枚目で、患者の手術リスク、動脈瘤の大きさと破裂について聞いたことに対する説明が主で、サインした時間を入れても、10分足らずの時間でした。後で、同伴者に確認したところ、時間が経っていてハッキリしないが短い時間だったと言っています。この時のエピソードがあり、妻の友人が入っていることに、Z医師は、「何で関係のない者が入っているのだ」と怒鳴られ、ビックリしたことを全員が覚えています。

この日は診察はありません。2日はZ医師の指示通り入院しました。

（後日、Z医師は、手術説明は病棟の別室を用意して、1時間以上に亘って説明したと言っています。訴訟時になって気づいたのですが、説明書の日付は12月2日となってい

ました）

（手術説明書の日付は、12月2日金曜日で、患者は当日、朝9時に入院手続きを終えて、心臓血管外科病棟に10時に入院していたのです。ありえない日付です）

この診療経過について、S病院は診療経過表を出しません。そして、経過について、何も言わないのです。裁判所は、12月1日を無視し重要な争点として検証しませんでした。

治療経過について

治療経過表

2011年

12月1日（木曜日）、午後、Z医師の外来診察の合間に呼ばれ、手術目的は動脈瘤の破裂防止であること、大きさと破裂の関係について、説明書（2／3）の記載で説明を受け、全員同意書（1／3）にサインをさせられた。10分足らずの短い時間で、具体的な説明は全くなかった。

12月2日（金曜日）、入院**（カルテの日付は1日、最初から手術を企んでいた）**。朝、9時に病院の一階で入院手続きをして、病棟の看護師の迎えをまって、看護師に連れられ病室に入る（入院時看護記録　心臓血管センター）。必要な検査、昼食をとる。

12月6日、麻酔科の医師に呼ばれ、病棟の別室で輸血についての説明と同意サインを求められる。

12月7日、手術。朝、看護師が来て手術室まで車椅子に乗って送られる。手術室の看護師に替わる。看護師に手術中に流す音楽の趣味を聞かれた。その後麻酔を打たれて記憶がなくなる。

12月8〜16日、毎朝回診。G医師、Z医師、看護師（女性）3人。手術痕の消毒、腹帯の交換等を行って去る途中、看護師といさかいあり。

12月17日（土曜日）、年も押し詰まり、看護学校の生徒が、夕方クリスマスソングを歌って、各病室を訪問してきた。入院も苦痛で、前の日からお願いしていた退院が許可される。土曜日なので会計は休み、翌年の1月5日、通院時の支払いでよいというので退院する。

2012年

1月5日、退院後初めての受診。駐車場に車を停めたが、病棟まで距離があり、歩行がつらくきびしい。退院後の担当医はG医師からZ医師になっていた。臀部の痛み、歩行時の痛みを訴える。受診後、入院治療費を支払う。飲み薬プレタール錠を処方される。

3月6日、受診。許可をもらって病棟の地下駐車場に車を停めた。プレタール錠処方される。

3月22日、受診。歩行がつらく痛みを訴える。プレタール錠処方される。Z医師にあなたは、(他の人と違って) 神経質だと言われた。何を処方しても駄目だという。「外科的治療法はない」と言われた。

5月15日、受診。臀部、大腿部に痛みで日常の生活に困難している。もう歩けなくなるのではないか、座っていても寝ていても痛みが出る、と言ったが、Z医師は、相変わらず「歩け、歩け、歩いて治らない者はいない」という。調べたところ内腸骨動脈を結紮したことによる殿筋虚血が原因であると分かった。文献によると、確かに歩くことによって次第に歩けるようになる人も多いという。原告が歩行困難なのは、どんな手術をしたのか、心配は更に増えた。プレタール錠処方、朝夕2回飲むように指示される。

8月18日、受診。臀部の痛みを訴える。右股間が痛みで凝り固まって歩けなくなると訴える。しばらく休まないと歩くことは困難だ、と訴える。Z医師は痛みは、「脊柱管狭窄症だ、手術のせいではない」と言う。それでは、脊柱管狭窄症かどうか、院内の整形外科で診察を受けたい、院内で受診できるように回診してほしいとZ医師に依頼する。Z医師は同意する。そのようにしてくれた。

8月22日、S病院整形外科を受診。レントゲンを撮って診断を受ける、結果は「脊柱管狭窄症」はないと言われる。念の為、診断結果をCDに焼いて貰った。費用は診察代と一緒に支払った。

8月25日、Z医師受診。整形外科M医師の診断結果は、脊柱管狭窄症ではなかった。とZ医師に告げると、Z医師は「血管のことが分からない者に何が分かるか」と一蹴される。歩行困難は手術のためではないと言い張るのだ。とにかく話にならない医師だ。

12月3日、術後も1年経ったので、どうなっているか造影CTを要求する。

12月6日、受診CTの結果を聞く。Z医師は画像を開いて、これだけはっきり写っている、血流は十分だという。血管がなくなっていて、写っているのは、術後の人工血管だけがはっきり写っている。腹部大動脈と右内腸骨動脈が消えている。術前術後の腹部の血管状態を並べてプリントをしてほしいと頼んだ。Z医師は了承して、並べたCT画像をプリントしてくれた。

（貰ったCDをH大学病院の専門医に診てもらったところ、「脊柱管狭窄症」はない、臀部の痛みは右内腸骨動脈を結紮したことによる殿筋虚血が原因だ、と言われ、模式図を書いたものをもらった。後日これをZ医師に見せた。そして、腹部大動脈瘤の手術で、右内腸骨動脈を結紮することは、違法ではないがあまりやっていない手術だ、歩くことが困難の症状は「間欠性跛行」だという、一度腰椎に病変があるかMRIで調べてもらった方がいい、と言われた。

そのことをZ医師に告げると、何処の誰が言ったのか名前を言えと、物凄く怒った。これで、Z医師が患者が知らないうちに、腹部大動脈瘤の手術だけではなく、右内腸骨動脈も切って血管を縛ったことが分かった。これが痛みと歩行困難の原因だと理解した）

２０１３年
１月30日、更に、確認するために、午後1時半S病院地下2階でMRI検査を受ける。

2月5日、午前10時、MRI検査結果を聞くために妻とともに整形外科を受診。脊柱管狭窄症はないことが、はっきりした。

2月12日、午後、妻と一緒にS病院医療安全管理課をたずねた。窓口はH氏でこれまでの経過を聞いてくれた。Z医師と話がしたいと言うと、「Z医師に話を通してから返事をする」と言って、電話番号を聞かれた。

2月13日、H氏から電話があり、Z医師が面談に応じるという。日時は2月21日㈭午後2時と時間を指定された。

2月21日、Z医師と面談。出席者は患者本人、妻、患者の妹、妻の甥の4名。病院側はZ医師とカーテンの裏に事務員、あるいは看護師が居た。計2名。手術記録他記録を要求する。Z医師は同意をした。

2月25日、患者は妻と一緒にS病院医療安全課H氏と面談。カルテの公開を依頼する。公開について許可がいるので、手続きが必要と言われ手続きをする。手続きが完了するまで約2週間程度かかる、**病院はカルテを電子化している途中であるから**と言われる。カルテのコピー代は支払いが必要と言われる。コピー代については同意する（この間にS病院は、カルテの改竄をした）。

4月5日、カルテを入手。2011年7月15日のカルテには腹部大動脈瘤は42～3㎜、インフォーマルと書かれていた。患者に渡されたCT画像のコピーは、明らかに捏造したものであることが分かった。インフォーマルと他のカルテには偏心という言葉を使っている。「嚢状」という言葉は使っていない。後には嚢状型で今にも破裂するものだとG医師は主張したが、複数の専門家にCT画像を診てもらったところ、これは一般的に言う嚢状型ではないことがわかる。被告側が専門科の医師に求めた意見書でも嚢状型ではないと意見書に書かれている。原告は、動脈瘤の大きさ、形状ともに虚偽であり、騙されていたことがはっきりした。患者を騙して手術をされたことは間違いない。患者自身、更に真実を追及するために、自ら調べることにした。

（その後、一番先に、K大学病院にセカンドオピニオンが受けてもらえるかと聞いたところ、紹介状があれば可能だという。S病院に電話して、K大学病院でセカンドオピニオンを受けたいので紹介状〈診療情報提供書〉を書いてほしいと頼む。4月9日、K大学病院に行ってセカンドオピニオンを頼む。申込用紙に必要事項を書いて提出すると、希望した医師が受けてくれるか都合を聞いて返事をすると言われた。4月10日、K大学病院地域医療連携課から電話、4月22日に地域医療連携室に来るよう電話があった。午後4時、K大学病院心臓血管外科N教授と面会、話を聞く。手術すべきは腹部大動脈瘤ではなく、**右内腸骨動脈瘤だ**と言われた。腹部大動脈瘤は手術適応ではないが、右内腸骨動脈瘤を手術するなら、私も腹部大動脈瘤を一緒に手術する、と言う。臀部の痛み、歩行困難は、脊柱管狭窄症だと、診察をしていないのをいいことにZ医師の言うことと同じことを言われた。診察することのないセカンドオピニオンはZ医師の言うことを支持したのだ。地域を同じくする専門医等は互いに知り合う機会があり、難しい言い方をするのだ。セカンドオピニオンも、考えて病院を選ぶことが必要だと思った。ちなみに、同大学病院の「整形外科」で調べてもらったところ、脊柱管狭窄症ではないとCT画像をもって、診断を受けた。このことを一般の患者として再度受診しセカンドオピニオンの医師に言うと、ひどく怒られた)

公立S病院は、裁判において、治療経過を一切だしません。裁判所（長）は、原告の主張する手術までの経過を無視し、治療の経過についても同様に出しませんでした。

手術の真相

15

東京高等裁判所へ控訴

高等裁判所での和解

原告は、第一審判決の変更を求めるために控訴理由を書いて提出しました。そして、裁判で、この理由について陳述し、論議することになっています（民事訴訟法２９６条）。控訴審では当然と思っていた、この手順がないのです。不思議に思いました。原告は高等裁判所に軽くあしらわれたのです。

控訴したことによって、原告は「控訴人」となり、被告等は「被控訴人」ということになりました。ここでは前と同じく原告、被告と呼ぶことにしました。

民事訴訟法では、判決を受けるに対して、出廷せず、書面での通知になるのだそうです。

２０１６年6月24日、高裁から、裁判の日程が決まったとの連絡が原告代理人からありました。その日は２０１６年9月６日でした。控訴審では、肝心の被告病院の医師等は蚊帳の外になり、原告、被告の代理人が裁判所を挟んだ交渉になるようです。

東京高等裁判所は、はじめから控訴状を読み込んで控訴をした原告の訴えを聞くという様子はありません。門前払いを決め込んでいたのです。

高等裁判所は、原告が死んでいないこと、重度の障害を受けて病床に伏していないこと、一見元気そうに見えること、精神状態が著しく損傷していないことなどを考えて、原告の状態はたいしたことではない、裁判するような面倒なことはしないで和解すると、裁判長が最初から結論を出していたのです。だから、8月2日、被告代理人から、原告代理人に対してファックスで、裁判所の指示で「和解案」を作ったと言って、原告にその和解案が回ってきたのです。原告代理人に相談することなく、です。一般的に考えている和解というものではないのです。

裁判上の和解とは、互いに譲り合うことではないのです。裁判している相互は譲れないから争っているのだから、裁判所が間に入って、裁定案を飲ませる。それも裁判上の和解の趣旨など問題ではなく、一審の結果を引きずり、和解案を被告代理人に好きなように書かせたのです。このような和解は、控訴した原告の意向は無視しているのです。少なくとも、原告の控訴理由を見てみれば、被告に、和解案を書かせても、それが最後でいいわけがありません。和解交渉の出発点であるべきです。和解という言葉は使えないわけです。しかし、高等裁判所の受命裁判官はこれで押し通したのです。全く無茶な話です。

原告に対しては、うまい言葉と、原告の訴えを理解しているがごとく、言葉を変え、態度を変えて和解を押し付けたのです。原告の控訴は、一審が明らかに間違っているからです。

控訴裁判所は、一審の事案を考えれば、新たな判決を書かなければなりません。安易な判決を下した一審判決を守るため、また新たな判決を書かなければならないことを考え、被告代理人の尤もらしい、実は全くでたらめな、言い分を並べただけの言い分を支持して、強力に和解を押し付けたのです。結局、面倒臭いことを簡単に片づけようとしたのです。これを、表面に出して明らかにしたならば、東京地裁、東京高裁の歴史的な汚点になるのです。

8月31日、**被告は、原告の控訴理由書に対して、「反論」はしない**と言ってきました。その理由は、高裁の指示で、「被告が和解案を書くように言われた」からだというのです。そして、原告代理人から原告に送られてきたのです。既に、裏では被告代理人が動いていたのに違いありません。

原告は最初から、真相を究明するために裁判して欲しいと言って控訴したのです。

原告は東京地裁の棄却理由が、何を判断材料としているのかわかりませんでした。最初から捏造したCT画像をもって患者を騙したことには触れず、口頭弁論期日に何も審議せず、診療経過を確認しながら争点の整理をし、真の争点とは何かを立証するべきでした。しかしいきなり門前払いにしたのです。控訴したのは他の裁判官をもってしても、同じ判断なのか聞いてみたかったのです。このような裁定が通るわけがないと怒りを持って控訴したのです。

原告代理人に対して、絶対に判決を貰う事に、固執していました。代理人も何度も言われていたので、同じ考えでした。裁判上の和解についても、法律の専門家として、どのような結果になるか分かっていたはずだと思っていたのです。

9月2日、原告代理人から電話で、被告代理人は「和解案の冒頭」に「遺憾の意」を表すものにする、という話が入ってきました。これは法廷外の話です。

9月6日、東京高等裁判所817号法廷で「10月12日に判決を行う」と言って閉廷しました。控訴審法廷での出来事は、これだけです。

法廷を出ると、受命裁判官が追いかけてきて、原告代理人、被告代理人が呼ばれて和解を勧告されたというのです。原告は代理人に対して、和解を拒否し、判決を要求しました。この時、既に東京高等裁判所は、何が何でも、和解でこの訴訟を終わらせることにしていたのです。

原告は和解という言葉とその意味することは、互いの譲り合いという原則があり、それで話し合いが行われて、互いの譲歩の上に和解がなると思っていました（法695条）。そのためにも和解するための原告案を作り原告代理人に送りました。ところが、裁判所は被告に対して、一審勝訴を理由に和解案を書くように指示したのです。原告はおかしなことをする裁判官だと不信に思いました。その後、原告側代理人も裁判所に送りました。原告代理人は裁判上の和解とは、裁判所の独断で押し付けられることを知らなかったのだと思います。これでは裁判を委任した意味がないということです。原告は、完全に見殺しされたのです。和解とは、当事者（原告）無視の裁判官の事案処理の点数かせぎだったのです。

裁判上の和解をすすめ、まとめあげた裁判官の言動には責任はないのです。裁判官は信用できない。用心すること。

受命裁判官は原告に直接言って来ました。これに対して、原告は和解は、「両当事者の譲り合いによる合意があって紛争を収めること」が基本であることは知っていましたので判決を求めました。

裁判所が関与して行われる和解としても、和解の原則に即して進めるのであろうと思っていました。多分、原告代理人もそのように考えていたと思います。そうでなければ、原告と協議した和解案を裁判所に送る代理人はいないと思います。しかし、裁判所は原告の要求は一切認めません。被告案で押し切られたのです。

裁判所は、原告の和解案をすべて無視し、被告代理人が裁判所の指示を受けて、自らに都合のよい和解案を作らせ、原告の「条件次第」という条件を一切無視して、裁判所のお墨付きを盾に押し切ったのです。どうして、和解が一方的になったのか、理解できませんでした。強いて考えると、一審勝訴しかありません。

原告と代理人弁護士は、和解室に入る前に再度、判決を貰うことを話し合ってから和解室に入りましたが、裁判官の脅しともとれる「棄却する」との言葉と、「インフォームド・コンセントコンセントの具体化と公開」に、いつでも問い合わせができるというもっともらしい「説明と同意」について裁判官が被告代理人と約束しているという話に騙されてしまったのです。

対面でないため、確認できなかったのです。これは想定外でした。裁判官の言葉と（言葉には何の効力もないのです）和解書サイン前の約束は何の効力も無く、裁判官の和解は、その場限りだったのです。まさに詐欺だったのです。

このように、裁判官の心証を軸として行われる「心証中心型」が和解の大半を占めているとは、原告代理人はともかく原告は全く、このような和解は知りませんでした。知っていれば和解はしませんでした。代理人も知らなかったのです。知らなかったから、和解について原告の対案をだしたのです。

考えるに医療訴訟上の和解は、通常民法上の和解とは、全く異なるものです。

裁判官が間に入った裁判上の和解と言っても、裁判官が事件全体を俯瞰したうえで、何故、原告が控訴しているのか、それくらいは控訴状を読んで把握しているはずです。それでなければ、和解の話はできないはずです。その上で個々の条件を考慮して柔軟に解決法を探り、和解案を作るのが裁判所（官）の役割ではないかと思います。

被告代理人に最初から和解案を作らせ、これを裁判官の権力で押し通したのです。原告をなだめすかして、サインさせればそれでいいのです。ここには少なくとも、当事者の納得などはどうでもいいのです。だから、被告側弁護士は、和解になった和解書を平気で反故にしたのです。原告らは被告代理人に「嘗められ軽く見られた」のです。こんな裁判が現実にあるのです。少なくとも、裁判所が、一方の当事者の有利を謀ったもので、東京地裁が行った裁判上の和解とは言えません。

原告が納得しない和解案を、何やかやと文書にない解説を付け、さも裁判官が努力して原告の思いを入れた和解案になっていると言ったのです。これは表面だけで、当日だけの話だったのです。まさに和解が最上の事件処理だったのです。

和解が纏まってしまえばあとは裁判官は、野となれ山となれ、一切関係がなくなってしまうのです。誰が和解に当たった裁判官を捕まえて詐欺だと訴えることができるでしょうか。この和解は、被告・裁判官が通じている和解だったのです。

更に、受命裁判官が唯一持ち出した条件「原告が裁判した真の願いは、再発防止であり、二度とこのようなことが起こらないよう、インフォームド・コンセントの徹底をすると言っている、そのためのマニュアルを作り公開し院内の意思や医療関係者全体に周知することではないか」と言って、「被告も承知していることである」と何度も言って原告等を説得したのです。この和解室には被告代理人等は居ません。部屋の外で話の成り行きを見守っていたのです。既にできていたのです。原告等が合意すると、外に待機していた被告等を呼び入れ、隣の部屋に部屋で待っていた書記官に声をかけて「和解書」を持ってこさせ、先ず原告にサインをさせて、それから被告にサインさせたのです。

これは原告が経験した東京高等裁判所和解室における裁判官の仕事だったのです。裁判官の評価は証拠や裁判の審理ではなく担当裁判官の心が思った、心証中心に行われた医療訴訟の不適切な「和解工作」でした。

被告病院は、自ら書いた「和解」の実行を全面的に拒否「原告と和解の約束をしていない」というのです。

高等裁判所での和解成立後、和解条件の履行について、何時でも被告らがインフォームド・コンセントの実施について、原告には実施状況について、何時でも確認し、マニュアル詳細について問い合わせ確認することができるという約束に基づいて、原告代理人が「実施状況について」被告代理人に問い合わせたところ。被告代理人は「和解の文章は小林宛に書いたものではない。今後一切の問い合わせには答えない」との返事がきました（前掲ファックス）。

原告はまた、高裁の受命裁判官・被告代理人に騙されてしまったのです。裁判は終わっていないのです。なぜなら訴訟上の和解は被告自ら反故にしたのです。裁判そのものが、原告の提出した証拠を無視した、誤審でした。判決は確定していません。『ある医療裁判』の出版で、時効は中断され成立していないのです。

小林は、原告代理人から最高裁判所に上告するには、憲法違反しか上告できないと言われていましたので、仕方なく和解をしたのですが、高等裁判所の決定、命令の中にも重要な法律問題が含まれていたり、最高裁判所の下した判例に違反するものがある場合、最高裁判所に抗告できるということがあります。

しかし、このような状況の中でも、被告側弁護士、東京高裁裁判官は真実を知っていながら、両者がそろって原告を騙したことは許すことができません。

当時、原告代理人として訴訟を支援してくれた弁護士が病に侵され、その後亡くなられていたことは知りませんでした。

裁判所で会うたびに痩せたとは思っていましたが、元々痩せて見えたので不審には思いませんでした。口頭弁論期日に、毎回裁判所の地下喫茶店で裁判の見通しを話し合い、帰りには歩行の難儀な原告を地下鉄に乗るまで送ってくれたこと。和解後、騙されたと知り、原告と一緒に悔しい思いをしたことを思うと、怒りがこみ上げてきます。

16

医療訴訟を顧みて

でたらめな医療裁判の世界

訴訟してある程度審理が進んだところで裁判官から強く和解を勧められるだろう、和解に応じなければ、不利な判決を受けるかもしれない、たとえ裁判に勝っても、相手から金銭の取り立ては難しい、などと相手方のいない密室で延々と言われる。これが現在の民事裁判の殆どで、まともな審議をする裁判官は僅かだと言われています。これはある学者、元最高裁判所裁判官の言葉で、小林の訴訟でも、最初に裁判長から言われた言葉でした。途中で交代した裁判長からも最初に和解する気はないかと言われました。断ったところ、即時「棄却する」と言われました。判決はその通りになりました。医療裁判とは大方このような裁判だということが分かりました。

一審、棄却でもどのような理由で棄却したか判決に書かれています。小林の判決理由は、前述したように、原告には到底理解のできるものではありませんでした。第一に、被告が認めていることすら、判決では認めません。証拠は完全に無視です。次に判決の言葉が何を言っているのか論理が一貫していないので原告には通じません。判決は書記がメモした被告の言い分をコピーして判決文に貼り付けたようなものでした。

一体、これが東京地方裁判所の医療集中部の裁判長が書いた判決かと疑うものでした。患者である原告には意味の通じないものでした（前掲判決）。

控訴審では、前述のように、最初から「和解」ありきの強引な勧めでした。それも、まともな審議もせずに一方的に被告に肩入れして被控訴人弁護士に和解案をつくらせたのです。最終的に和解したら、被控訴人は和解の文章は原告（小林）宛に書いていない、と言って和解を反故にしたのです。これが被告等の作戦でした。まともなら勝訴はあり得ないのです。

刑事訴訟もそうだと思いますが民事訴訟も、裁判長が両者の意見を聞いて、公平公正、中立の立場で証拠に基づいて筋の通った判決をくだすものと思っていましたが、そうではありませんでした。民事訴訟の裁判の実態は、多くの市民が思っているような信頼できるものではなかったのです。

一般の人が持っている裁判官のイメージは、優秀な頭脳を持った、融通は利かないが裁判は公正・公平なもので大方正しいと信頼できるものだと思っています。しかし、残念なことに、日本の裁判所と裁判官の実態は、そのようなものではなく、市民の期待に応えられる裁判官は今ではむしろ少数派で、その割合も減少していると、先の裁判官として経験した学者が語っています。

小林は、一般人として裁判に対するイメージを持って、訴訟したのです。確かに言われている通りのものでした。

裁判は証拠によって決まるというのですが、小林の裁判ではG医師が患者を騙して同意を取った証拠「腹部大動脈瘤55・5㎜のCT画像、甲A第5号証」について、証人尋問で原告側弁護士からの質問に対し、G医師はこの画像では何もわからないものだといって渡したことを認めているのに、あろうことに裁判長はこれも無視し、証拠として採用しませんでした。

事実を指摘しても、裁判長は「当時のカルテに42～3㎜と書いてある。書いてあるから説明している」と、術後2年6カ月経った後でも、執刀医が42～3㎜と説明していると認めたのです。すべてが時系列を無視したこの論法です。

55・5㎜と診断したG医師は、手術の同意を取りながら、自らは手術説明をせず、部下の執刀医の外来診察日に割り込ませて手術説明をさせたのです。執刀医は手術説明書に、前記の病名と術式を書いて、同意書にサインを取ったのです。

部長G医師が診断した55・5㎜のCT画像、これに基づいて書いたZ医師の手術説明書が存在し、これを信じて手術を受けた根本の事実を裁判所は否定したのです。証人尋問でも証人台に立った部長G医師は、55・5㎜と書いたCT画像を渡したことを認め、このCT画像では大きさも、動脈瘤の偏心も分からないものだと証言しました。手術をするために出鱈目な画像を患者に渡したのです。

裁判長は、どの証拠を取ったら、事実認定に都合のいいものかを選ぶことができるのです。この訴訟に被告に都合のいい証拠などありません。口頭弁論においても、反論しません。右内腸骨動脈瘤を手術し結紮したことに対して説明した資料はありません。裁判長が勝手に説明していると認めただけなのです。

民事裁判の恐ろしさは、一度判決が出たら、控訴しても控訴理由を読まず、審理しないで、裁判官はこれを丸めて屑籠に入れ、原告をなだめたりすかしたりして、和解で事を収める算段なのです。早期に事件を処理する能力、これが公務員として出世のやり方なのです。被控訴弁護士と裁判官は、何が何でも原告を懲らしめてやるという意見は一致しています。

高裁の門は狭く、よほど公正な正義感のある裁判官にでも当たらなければ、原告の訴えは正当に評価される救いはありません。

医療裁判では証拠と論理の通った訴えが、法律を扱う人によってもてあそばれて、正義が通らない仕組みになっているのです。原告が生きているなら特別です。医療訴訟はすべてが棄却か却下するという上部の基本方針があるのです。

法律は何のためにあるのか、法の淵源、元である行きつくところは正義しかないはずです。法律を使って紛争を裁定するのが裁判官であり、法律を援用して議論をし、社会正義のために尽くすのが弁護士なのです。

医療裁判の目的は、説明責任が果たされているか、患者が同意しているか、人権が守られているかにあると思うのですが、小林の裁判にはこれがありませんでした。

医療裁判に関し死ぬ、生きる、人に本来与えられている人権という言葉は通じないのです。そのような医療の社会構造なのかもしれません。

だからと言って、自分の思ってもいない診療契約外の行為によって、人の体、命が損なわれ、亡くなるような酷い目にあわされることなどは誰も思ってはいません。病院で、腹部大動脈瘤で手術が必要と診断されて、臨床研究という隠れ蓑を被った治療という名目で身体も命も危険にさらされることがあるとは誰が信じますか。このような事が、他の病院でも、どこかで隠密のうちに行われているかもしれないのです。

患者は医師を信頼しています。

信じているからこそ、有史以来の長い診療と療治の歴史があるのです。そして、医師は他の人よりも高い地位と尊敬があるのです。

しかし、絶対はないのです。医者のやることとは医療制度で守られています。人の命をもてあそぶような医師やこのような医師を守る病院も絶対にないとは言えません。

それも公立の病院にこの手の医師が居るなどとは誰も思ってはいないでしょう。しかし、事実があるのです。

医療者の基本になっている倫理規定には、個人は尊重され、病院では危害を加えられない、無危害、正しい診療を行うという、善行の原則があります。さらに、誰に対しても公正な診療をするという公正の原則があります。

小林の事件では、どこに医療倫理が生かされていたのでしょうか。最初から、動脈瘤を手術適応と故意に捏造し、拡大したと言って、動脈瘤の形も、今にも破裂する嚢状型とウソを言って無謀にも手術を行い、口頭弁論の場では手術の目的は説明も同意もしていない「右内腸骨動脈瘤が手術適応だった」と言うのです。

そして訴訟になれば、顧問弁護士に大きな圧力をかけて、裁判所も動かしてもみ消してしまう。これが患者から信頼される市民病院なのでしょうか。

さらに、裁判においては、被告側弁護士はずるいことに一度も反論せず、遅刻、欠席を繰り返し、原告を見下した大きな態度で威張っているのです。控訴にあたっても、控訴人が出した控訴理由書に反論することなく、あえてその必要がないと言わんばかりに、裏工作に励んだのです。

裁判長は裁定者であり、裁判には絶対な権限を持っています。しかし絶対的な証拠には、裁判長と言えども、これを無視することはできません。いくら裁判長に権限があると言っても、証拠には勝てません。しかし、裁判長は証拠の取捨選択は思いのままできるのです。

被告等が意図的に捏造や偽造、変造、改竄したものは、原告側弁護士がよほど強く口頭弁論の場で事実を主張し、事実との相違を追及しなければウソも証拠として裁判長に裁量され、判決の主要な理由になってしまうのです。

これでは、よほど口の立つ、医療に詳しい弁護士に頼まなければ、公正な裁判は望めません。まして東京のど真ん中の霞が関の東京地裁（医療集中部という専門部署）が扱った裁判においてこのようなありさまです。

医療裁判は正義感と情熱を持った弁護士に頼らなくては、裁判には勝てないことを知りました。医療裁判は「弁護士次第」と言われている通りなのです。

医療裁判と言えども、正しいものが、正しい判決をして貰えるものと確信を持っていましたが現実は一般社会と同じ、強い者、権力のあるものが勝つようになっているのです。出世社会の中の民事裁判では正義はないのです。

書記官と被告側弁護士

プロの医療専門弁護士と、一時的にもろもろの訴訟を請け負う弁護士（専門分野の広い）は同じ弁護士でも違います。医療事故等病院に関するもめごとを専門に扱う弁護士の少ない中、病院にべったりコバンザメのように吸い付いていて、患者の不満や訴訟事を専門に扱い、病院有利に導き、病院以外の事件を扱わない弁護士に、町のよろず弁護士に依頼するしか方法のない患者たちが、最初から対抗できるはずがないのです。証拠は病院が持っています。小林の場合も重要なもの（手術記録）は隠していました。

医療専門の弁護士は裁判所には司法研修時の知己がいるかもしれません。職場としての裁判所の環境も馴染みがあります。

特に訴訟に関しては「書記官」が主要な役職であり、裁判記録の作成・管理、当事者と裁判官の橋渡し役を含めて紛争コーディネーターの役割を担っています。更には訴状など裁判書類の送達（98条2項）、訴訟費用額の確定（71条項）、督促手続き（３８２条）、現行規則による訴状の審査、第1回口頭弁論期日前の準備、期日外釈明などへの関与もみとめられ（規56条・61条2項・63条1項）その権限・役割も拡大していることに注目すべきである。書記官の役割は大きく変容し、多面的になっている。書記官の役割変容は裁判官の変容と連動している。裁判官は、裁定者のイメージのみでとらえられがちであるが、両当事者を中心とする法廷でのやり取りを促進させる役割も担っている（『民事訴訟法　第2版』〈有斐閣〉）。

裁判官と被告側弁護士との癒着

小林の医療裁判で明らかになったのは、腹部大動脈瘤治療に見せかけた「臨床研究」目的の手術だったということです。捏造した腹部大動脈瘤CT画像、手術目的を書いて渡された偽物の「手術説明書」、説明書脇に直前に書き込んだ「右内腸骨動脈瘤Φ30㎜」、これが病名だと言うのです。医師らは手術目的が腹部大動脈瘤は適応外で目的は「右内腸骨動脈瘤」だという不可解な法廷証言をしたのです。

こんなことが、医療裁判では日常茶飯事だと聞いています。裁判所は何のためにあるのでしょうか。ここには公正・公平・正義はないのです。権力のある者は自らの利益のために使うのです。

どうして、このような違法極まる悪行が公正公平であるべき裁判で、まかり通っているのか。

第一に、病院側が、違法を知って、公表を避けるために手を打ったこと。

第二に、大きな病院には事故対応専門の顧問弁護士が居ること。この種の弁護士は依頼者のためなら何でもやるのです。

第三は、東京地方裁判所の医療集中部というところは、医療裁判専門の部署で、事務方は職場の異動は少なく、裁判長は経験不足でも安心して、どのような事例にも対処ができること。そこが被告側弁護士のつけ目なのです。

第四には、民主主義もどき、多数派意見というような大きな壁があるのです。公務にある人達は一定の権力を持っています。特に裁判官らは独裁者であり、どんな裁定を下しても責任を問われない仕組みになっているのです。裁判官は絶対の権力者です。訴訟人の生活を変えてしまう恐ろしい人です。

第五は、病院側の被告側弁護士は裁判所が職場のようなものであり、裁判所職員とはなじみがあること。

このように、裁判所を職場としている被告側弁護士は、必然と裁判所の諸関係機関とは懇意の関係ができており、めったに関係しない原告側弁護士には、なじみの薄いところなのです。

ここに、便宜を図ったり、頼まれたりの人間的な関係が生じない訳がないと見るのが普通です。原告小林の事件は、このような裏の事情が作用し、あり得ない判決が出たとみるべきなのです。

小林の裁判に関しては被告側（病院）がやりすぎたのです。あろうことに治療ではなく人を使った人体実験だったのです。原告側弁護士の訴えは証拠をもって正当に、正しい主張を最低限やっているのです。

これに対して、被告側は反論もせず、漫然と胡坐をかいていても、自然と原告敗訴の決定が出るのだから、苦労はないのです。原告が裏に何かがあると思うのは当然なこと。医療裁判は被告が何をやっても世間の誰もが「病院だから仕方がない」と思っているのです。

裁判長がいくら権威を持った裁定者であったとしても、正しい裁定を下すことができなければ裁判官としての資格はありません。異動してきたばかりの裁判官は、調査官の経験があったにしても知的財産分野が長く医療分野の知識が乏しいと思います、いくら書類を読み込んだとしてもわずかの期間で未経験分野の判決を書くのは相当の負担だと思いますが、便利なことに東京地裁には書記官という人がいて、何であれ、便利に使うことができるのです。

だから、裁判が前例に倣い、あきれるほどの不審な判決が出ても、それはいつものように問題にならないのです（判決文を参照してください。腹部大動脈瘤の手術は不当だと読めます。しかし、これが棄却というのです。訴える理由がないと言うのです）。

このような裁判長に当たった原告は、納得を求めて上訴するしかなかったのです。

この控訴も、一審判決のどこが違うのか、何故間違いだというのか、控訴理由は全く審議してもらえず強制的な和解でうやむや、最後には約束の反故でした。

一審に続いて、和解するか、判決を選ぶか二者択一です。裁判官は和解を強引に勧めたのです。

高等裁判所での和解

控訴審も、最初から和解の話でした。裁判官には控訴理由を読み込んで審理する気持ちが全くないのです。

高裁から和解指示を受けた受命裁判官は、控訴人（原告）の訴訟理由を汲んで和解案を原告、被告の合意によって作成するのではなく、被控訴人（弁護士）が一審勝訴を理由に、いつものように受命裁判官から、好きなように和解文を書かせてもらったのです。こんな和解の進め方はありません。被告と一度も顔を合わせることなく和解になってしまったのです。顔を合わせたのはサインする時だけでした。裁判官と被告等は既に出来ていたのです。そして和解書は原告小林宛に書いたものではないと言って和解を反故にしたのです。

高裁裁判官に取り入れれば、後は簡単に事が運んでしまうのです。

また、ここでも、和解の基本である相互の譲り合いで対面して合意を図る、という原則を曲げて、原告の言い分は全く相手にしては貰えず、一方的に裁判官が話をするのです。被告に成り代わった裁判官が言っていることを信じるしかありません。和解になればこれで一丁上がりです。

両者の譲り合いによる合意ではないのです。裁判官の押し付けです。手続きがおかしいのです。控訴人弁護士が同席していながら、裁判官の言うことを信じたのです。

和解文は裁判官と話し合う前に決まっていて、この和解室で控訴人が何を言っても、一言一句も修正されるわけではなかったのです。とんだ芝居をここでも打たれたのです。

和解に同意したら、即刻、書記官が隣の部屋から用意した和解文を持ってきました。そこで初めて原告側と被告側、裁判官と書記官が揃ったのです。

小林はこの事件を通して、医療裁判の型にはまった官僚的やり方、事件を処理して終わりという民事裁判、特に医療裁判の在り方がどうしても納得できないのです。裁判の形を取ったすべてが手抜き、やっつけ仕事の処理なのです。これでは、医療裁判には命の尊厳などなく、「ヒポクラテスの誓い」などの伝統的医療倫理は医師等には到底求めることができないのです。

見えてきた被告側弁護士の法廷作戦

被控訴人弁護士は、最初から手技図にあるY型人工血管ではなく四分枝人工血管を使って治療していると準備書面で言っていました。被告病院は日本有数の四分枝人工血管治療実績を持った医師等がいる病院だとも言っています。事実は赴任してから8年間も手術を行っていないというG医師が指導医となり部下のZ医師と二人で行った手術です。

当時、腹部大動脈瘤の手術ができる全国の病院の実績表では四百数十の手術実施病院の手術件数から見れば最初から数えた四百何番目、年間20件程度の手術実績で、日本有数の実績は被告側弁護士の誇張しすぎだったのです。被告側弁護人が何を準備書面で言おうが責任はないのです。

公立S病院はよそではあまりやっていない分野の人工血管の比較研究のための手術実績を稼ごうと、同類の病気を持った患者が来るのを待っていたのです。

原告は手術に問題があると、術後医師等に何度も言いました。しかし、手術について説明はありませんでした。

被告らは最初から反論する証拠もなく不利を承知で、裏工作にかかっていたのです。この工作によって一審判決は、どうしても勝利の判決を得なければならなかったのです。そして、判決は「棄却」と勝ち取ったのです。

そこには、原告が控訴してくることを織り込んでいたのです。

だから、なりふり構わず、むちゃくちゃと知りながら主張を続け棄却という判決をとったのです。判決理由は、筋の通らぬ被告側弁護士の主張の切り貼りと、被告側弁護士に下請をさせたか事務官が協力して作ったものと思われます。そう思わなければ筋が通らないのです。

原告が控訴したら、一審有利を利用して、和解に持ち込み、何とか高裁の裁判官を通じて丸めてしまおうと考えていたのです。裁判官も自分の成績のこともあり、時間を費やして判決文を書くことを避けるという共通の目的のために意見を同じくしたのです。原告は、まんまと、ここでも罠にかかったウサギのように耳をつかまれて観念させられてしまったのです。

原告が納得しなかったならば、被訴訟人らは次の手、また次の手を考えていたに違いありません。何故なら、まともな裁判ではなかったからです。

原告側弁護士がしっかりしていれば、和解の内容にも、原告の要求が入らず、損害賠償についても一度も触れていないことに、また和解文の落とし穴（和解文は小林宛に書いていないというわけの分からない言い分）にも気づいていたに違いありません。

だから高裁の裁判官が、再発防止のためだと強く、控訴人にうまいことを言って口説いたのです。それまでは控訴人の意見を聞くふりだけだったのです。出来レースなのです。

裁判官の口説きが通じなければ、これで話し合いが決裂するわけでもなく、裁判官は和解条件を緩め、多少の意見を受け入れて和解をすることを狙っていたのです。

それでも、和解に応じなければ控訴理由に対する裁定を下さなければなりません。判決を書くのは大儀、高裁の受命裁判官の成績に関わる問題になってきます。そこまでいかないように、被告人らは周到な準備をしていたに違いありません。残念ながら、原告側弁護士には、勉強不足、経験不足と依頼人を助けるという基本的弁護が欠けすぎていたのです。最後の不当な理屈に対しても反論しませんでした。泣き寝入りをきめこんだのです。依頼人の期待に応えられませんでした。これが訴訟は弁護士次第ということなのです。

患者の訴えは、誰も信じない、これでも病院は守られるか

誰も、小林の訴えを本気にする人はいないかもしれません。しかし、そのようなことが日常茶飯事に起きていると思っている人が実は多いのも事実なのです。

臨床研究は幅が広く、治験の一環として病気に侵され一縷の望みを託して受け入れる医薬品の治験・臨床試験とは違うのです。この違いは、本人、家族が納得し、受け入れていることです。辛い苦しみ、嘔吐を繰り返し、苦い思いを噛みしめながら、何クールかにわたって、薬を試みることにあるのです。治験というかすかな希望の光を期待するからです。

一方、同じ人体を使った小林の臨床研究は、身体の一部分を切り取り人工物に置換する手術で、治験とは違うものです。

しかし、当然のこと患者の同意が必須です。まして、説明書のY型人工血管を使う手技図と

違う四分枝の人工血管を使うということは、手術目的も手術範囲も全く違うのです。これが説明なしに本人の知らぬうちに行われていたのです。

どうでしょうか、手術がうまくいって、多少の不具合が生じても、我慢ができるのであれば、たとえ不当な手術であっても、気づかれなければ誰も文句は言いません。しかし、術後何度も説明を要求しても、ウソを言って逃れるのには、何か隠されていることがある、これは体が教えてくれているのです。

この臨床研究の比較実験は、前年28例がこの病院で行われています。

幸いかな、氷山の一角、他にこのような苦悩を味わう人がいなかった、あるいは居てもそれを言う前に亡くなってしまったとか、少なからず、表面に出ない、訴えられない事情や、我慢している人たちが居るはずなのです。

これを機に、小林が経験した全く意味のないY型人工血管と四分枝人工血管との臨床研究など、隠れた医療行為が二度と行われないように、インフォームド・コンセントの詳細の公表と実施状況については高裁の裁判官の固い約束を信じて和解をしましたが、被告病院らはこの和解は、小林宛にしていないと言って、反故にしました。

S病院の責任者は、議会議員の質問に対して「和解」したことだ、と言ってはねのけたそうです。いったい患者の命を預かる病院の責任とは何なのでしょうか。事実確認ができているのでしょうか、それとも承知の上で、言っているのでしょうか。事件をなかったことにしてしまったのです。

訴えは病院には、通じることはないと思いますが、それでも小林は公にものを言います。病院の名誉よりも患者の命、人権を大切に考えてもらいたいからです。

おわりに

民事訴訟も刑事訴訟も同じく、その目的は真実の追及と処罰にあると思いますが、実際は全く違っていました。民事裁判は証拠の有無ではなく口が立つ、背景に強力な資金のあるものが勝つ制度なのです。

民事裁判は、当事者のために行うものですが、いくら真実を明らかにしても訴訟に勝つとは言えないのです。

本書で訴えたように、訴訟に勝つためには、担当裁判官（長）次第なのです。

裁判官は訴訟の指揮者であり、裁定者であります。その身分は、国家制度で保障されています。正しい者が証拠を揃えて訴えれば、裁判官が判定してくれると思っていましたが、そんな単純なものではありませんでした。

多くの人は裁判に対するイメージは正義、真実の追及だと思っているようですが、民事裁判はそうではありませんでした。裁判官の訴訟に取り組む態度には最初から心志が欠けていました。

どんな手を使っても、最終的には一般市民が納得できそうに見られるような判決を書けばいいと思っているのです。そこには原告の存在はありません。それが世間に通用する正義になるのです。

裁判に期待するのは、虚しいものでした。

特に一審は油断ができません。被告側弁護士が何を企んでくるか、どんな戦術で真面目な原告側を攪乱してくるか分かりません。小林の場合が、そうでした。まず、資料を出しません。請求したカルテには解説がありません。人を馬鹿にしたいやがらせです。

このような事態に遭わないためには、常に心の準備をしていなければ、天から与えられた生を全うできないことがあるのです。

医療訴訟に関しては、これが難しく、経験豊富な、正義と公正を旨としている弁護士に依頼することが一番重要な事です。

次に、正しいと確信したら騙されないため、勉強しなくてはだめです。自分のことです、人任せでは真実が見えません。小林の場合は、何度も代理人と話し合い、判決を貰うと約束していましたが、コミュニケーション能力と交渉力に欠け、約束も無視され、弁護士も歯が立たず、ついに裁判官の和解に対する強い言動に左右されて小林の心の芯が折れてしまいました。

とにかく裁判は、長い戦いでした。動かない体を引きずって裁判所に行くのは、しんどいことでした。裁判は代理人に任せればいいのですが、小林はそうしませんでした。

今から思うと、手術説明に関して言えば、本人が普通の意識状態ではなく、冷静に聞くことが難しい状態の中での一瞬の出来事です。

患者一人では絶対に説明を受けないこと。どのような手術を受けるのか具体的に聞くこと。分からないところは質問して分かるまで聞くこと。同伴者の一人にメモを取ってもらうこと。もしくは、断って、録音しておくことが肝心です。医者任せは結果的にだめです。「言った言わない」の世界になってしまいます。

また、他にどのような選択肢があるのか、その選択肢は、現在勧められている手術方法とどのような違いがあるのか、どの程度の特徴があるのか、聞いておくべきです。そして手術中の危険についても聞いておくべきです。術後はどうなるのか、術後の障害はどの程度あるのか、死ぬ確率はどうか、生活の質はどうなるのか等を聞くべきでした。小林の場合は、時間がありません。

また、手術に関する説明書等、渡された書類は大切に保管しておくことが必要です。

大切なことは、セカンドオピニオンです。重大な手術については、面倒と思わずセカンドオピニオンを当該病院の了解を得て、診療情報の提供を受けるべきです。現在は、殆どの病院で受けられます。これは患者・病院のお互いのためです。

人はその日、その時、どちらにしようかと、毎日何らかの選択をしながら生きています。病気の治療、体にメスを入れ、血管にカテーテルという管を入れてする治療は、間違えれば、死と隣り合わせです。

分かれ道の先は分かりません。だから、少しでも余分な事と思っても、情報は必要です。正しいと思って選んだ道には後悔はありません。

これは、医療と訴訟を通して、受けた反省です。

本書を書いたことが、少しでも読者の皆さんの参考になれば幸いです。

最後に、何度もお手数を煩わせた、東京図書出版の編集担当者の方に厚くお礼申し上げます。

何とか出版することができました。

2023年3月　吉日

参考文献

『民事訴訟法　第2版』安西明子・安達栄治・村上正子・畑宏樹（有斐閣）
『民事訴訟の本質と諸相』瀬木比呂志（日本評論社）
『医療訴訟ケースブック』森冨義明・杉浦徳宏ほか（法曹会）
「東京地方裁判所民事裁判実務研究会〈シンポジウム〉医療過誤訴訟の審理について」梶村太市・綿引万里子・我妻尭『判例タイムズ』1023号
『腹部大動脈瘤ステントグラフト内挿術の実際』大木隆生編（医学書院）
『ある医療訴訟――そこには正義・公正はなかった』小林寛治（東京図書出版）

小林　寛治（こばやし　ひろはる）

1937年11月生まれ。
中央大学商学部卒業。会社勤務・会社経営後、NPO法人「空堀川に清流を取り戻す会」初代理事長。元環境カウンセラー。平成11年6月、石原東京都知事より環境賞受賞。

【著書】
『空堀川 — 誰も知らない川の歴史と現状4 —』(共著)
『よみがえれ生き物たち — 空堀川の生き物 —』けやき出版
『空堀川　橋ものがたり』けやき出版
『ある医療訴訟 —— そこには正義・公正はなかった』東京図書出版

虚構

2023年5月21日　初版第1刷発行

著　者　小林寛治
発行者　中田典昭
発行所　東京図書出版
発行発売　株式会社 リフレ出版
〒112-0001　東京都文京区白山 5-4-1-2F
電話 (03)6772-7906　FAX 0120-41-8080
印　刷　株式会社 ブレイン

ISBN978-4-86641-586-4 C0095
Printed in Japan 2023